LÓGICA ELECTROCARDIOGRÁFICA

Parte I: El electrocardiograma del infarto

Alejandro Bermejo Valdés

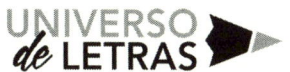

LÓGICA ELECTROCARDIOGRÁFICA.
Parte I: El electrocardiograma del infarto
Alejandro Bermejo Valdés

Diseño de la cubierta: Equipo de diseño de Universo de Letras
Imagen de cubierta: ©Shutterstock.com

Obra publicada por el sello Universo de Letras
www.universodeletras.com

Primera edición: 2024

ISBN: 9788410276222
ISBN eBook: 9788410277267

...para Alejandra y Jimena, por todo.

Prólogo

Cuando el Dr. Alejandro J. Bermejo Valdés me pidió escribir un prólogo para su nuevo libro de electrocardiografía mi primera reacción fue ¿Un nuevo libro de electrocardiografía? ¡Hay tantos y tan buenos! De pronto me puse a pensar en los interminables libros de cocina. El tema fundamental sigue siendo la comida, pero muchos autores siguen innovando y nos presentan de nuevo algo delicioso, más sano, con una nueva imagen que nos obliga a reconocer el gran valor que tiene ser un creador. Lo mismo ocurre con la música. Solo siete notas, con variantes entre ellas, eso sí, pero siempre limitadas a las siete fundamentales. Y día tras día los músicos nos sorprenden con nuevas canciones.

Cuando recibí el libro, mi sorpresa no pudo ser mayor. Un enfoque nuevo acerca del electrocardiograma del infarto. Un enfoque basado en la fisiopatología estudiada a todos los niveles, desde el nivel macroscópico, pasando al microscópico y hasta llegar al nivel molecular del origen del trazado electrocardiográfico. Un libro de electrocardiografía, sí, pero también de electrofisiología celular y de biología molecular. Un libro que no se lee, sino uno que se estudia en la mesa de trabajo, con lápiz y papel, para empaparse de estos conocimientos que Alejandro nos cuenta como una novela de acción.

Este es un libro del momento actual, que rocía el trazado electrocardiográfico con todos los detalles moleculares que Alejandro a recogido a través de estudios largos y profundos para hacernos comprender la maravilla detrás de la actividad eléctrica del corazón. Es curioso que Alejandro nos sugiere leer o no ciertos pasajes del libro dependiendo del interés del lector. No creo que nadie va a poder saltarse parte de la lectura, ya que, con sus descripciones tan logradas, nos sumerge en un mundo aparte dentro de la electrocardiografía, un mundo que hasta ahora nadie ha explicado como él.

Pues sí, un nuevo libro de electrocardiografía, pero uno muy acertado, necesitado y que será adorado por los lectores, tanto como los cocineros adoran el nuevo libro de cocina del mejor chef y los oyentes adoran la última nueva canción de Taylor Swift.

Felicidades Alejandro, y gracias por permitirnos disfrutar de esta magnífica obra.

Pedro Brugada
Profesor de Cardiología.
Bruselas y Marbella, Marzo de 2024.

Capítulo I.
El corazón a nivel macroscópico

I.1. ARTERIAS CORONARIAS

La función fundamental del corazón es actuar como una "bomba" que impulsa la sangre hacia los tejidos periféricos. No obstante, y de manera lógica, el corazón también necesita su propio suministro sanguíneo.

La irrigación del corazón se realiza a través de pequeñas arterias que rodean el órgano, adoptando una disposición semejante a una corona, de ahí a que se les nombre *arterias coronarias*. Las dos arterias coronarias principales son la arteria coronaria derecha (CD) y la arteria coronaria izquierda, ambas derivadas de los senos de Valsalva en la raíz aórtica, situada en la salida de la aorta. La CD se origina en el seno de Valsalva derecho, mientras que la arteria coronaria izquierda se origina en el seno de Valsalva izquierdo.

Estas arterias coronarias son de tipo epicárdico, o sea, van penetrando gradualmente en el tejido cardíaco en dirección epicardio → endocardio. Dentro del miocardio, las arterias coronarias están sujetas a la influencia de la contracción ventricular. Durante la sístole, la presión generada por la contracción muscular supera la presión vascular, lo que resulta en la obliteración de las ramificaciones coronarias que están dentro del músculo. En diástole, las arterias coronarias se abren nuevamente. Este proceso permite que el corazón se autoabastezca de sangre durante la fase de relajación, a diferencia de otros tejidos.

La isquemia que se produce de manera fisiológica durante la sístole afecta a las porciones más distales del flujo coronario. Este evento resulta en un sufrimiento miocárdico de las áreas más cercanas al endocardio, conocidas como *subendocardio*.

I.1.1. CORONARIA DERECHA

Primero, observemos la siguiente imagen:

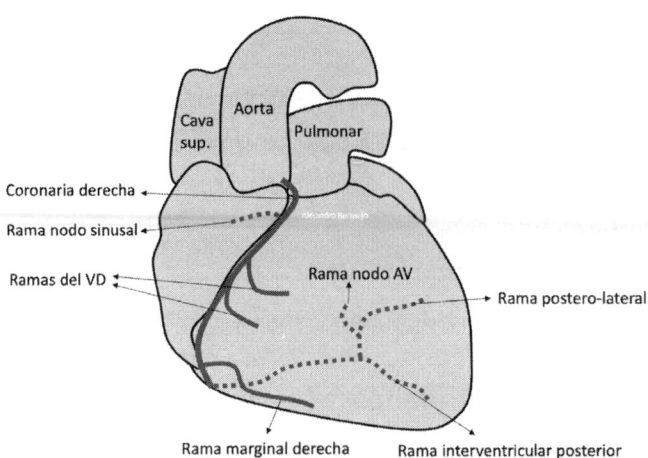

Figura I.1. CD y sus ramas. En línea de puntos se detalla la parte de la coronaria posicionada hacia la zona posterior del corazón en esta representación. Como se puede ver, la CD se dirige por la derecha y hacia las caras (o paredes) inferior (sobre el diafragma) y posterior.

Inmediatamente después de su origen, la CD inicia su trayecto a lo largo del surco aurículo-ventricular (AV) derecho, emitiendo una pequeña rama hacia el nodo sinusal[1] (NS). Esto tiene sentido al considerar que el NS se encuentra en la aurícula derecha, y estamos describiendo una arteria coronaria que lleva el término *derecha* como calificativo. Posteriormente, la CD comienza a proporcionar ramas para la irrigación del ventrículo derecho (VD), conocidas como *ramas del VD*, y antes de salir de la cara anterior, origina la rama marginal derecha.

A pesar de dar origen a estas ramas, la CD continúa como una arteria única hasta que, al dirigirse hacia detrás, se divide en dos ramas de gran importancia: la *rama interventricular posterior*, también denominada descendente posterior, que sigue por el surco interventricular posterior e irriga la cara inferior, y la *rama posterolateral*, responsable de la irrigación de la cara posterior[2] y lateral baja. Desde la rama interventricular posterior se desprenden ramas denominadas perforantes septales (no representadas en la Fig.I.1.) que suministran sangre al tercio posterior del tabique interventricular. Además, desde el inicio de la rama posterolateral se origina la rama del nodo AV, una estructura compleja situada en la unión AV.

Es importante destacar que la rama interventricular posterior surge de la CD en aproximadamente el 90% de las personas; esto se conoce como *dominancia derecha*.

---

[1] Contrario a lo que se pueda creer, el NS es una estructura compleja, irregular y casi indistinguible (en disecciones) del tejido cardíaco circundante.

[2] ¿Pared posterior?: La cara o pared posterior parece ser más la excepción que la regla. Normalmente, denominamos como "pared posterior" a regiones que se sitúan inferobasales más que estrictamente posteriores. A pesar de ello, con el fin de mantener la nomenclatura clásica, seguiremos hablando de *pared posterior*.

I.1.2. CORONARIA IZQUIERDA

Primero, observemos la siguiente figura:

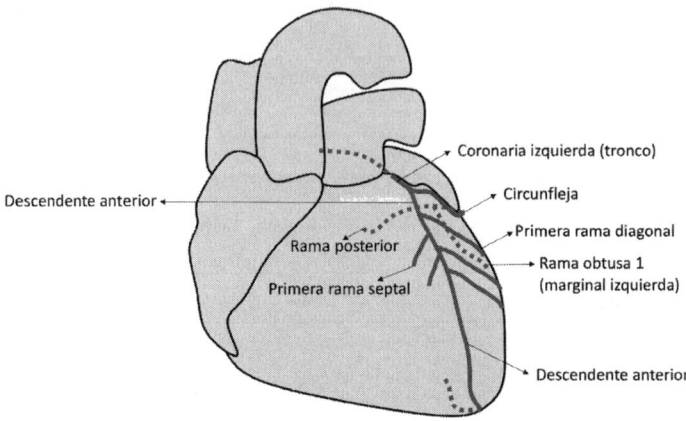

Figura I.2. Coronaria izquierda y sus ramas. En línea de puntos se detalla la parte de la coronaria situada hacia la parte posterior de esta representación.

En este punto, observamos que la arteria coronaria izquierda, al comenzar su trayecto y al tocar tempranamente el surco AV izquierdo, se bifurca en dos ramas principales: la *arteria descendente anterior* (DA) y la *arteria circunfleja* (Cx). El segmento de la coronaria izquierda que precede a la bifurcación se conoce como *tronco común*.

La DA sigue el surco interventricular anterior, emitiendo ramas diagonales y septales. En ocasiones, la primera rama es una diagonal (D1), y en otras, una septal (S1). Las ramas diagonales, que comienzan a nivel lateral alto, irrigan la cara lateral alta del corazón en su primera ramificación D1, mientras que las demás diagonales irrigarán la cara lateral en porciones cada vez más bajas. Por otro lado, las ramas septales penetran en el espesor del tabique, irrigando sus dos tercios anteriores. Particularmente, la rama S1 desempeña un papel fundamental en la irrigación septal de la rama derecha del Sistema de Conducción.

En su conjunto, la DA y sus ramas se encargan de la irrigación de la cara anterior del corazón.

En cuanto a la Cx, sigue el margen del surco AV izquierdo y se desplaza hacia lo que designamos como cara posterior. Sus primeras ramas se dirigen al margen obtuso[3] del corazón desde la cara posterior y son conocidas como *obtusas, marginales izquierdas* u *obtusas marginales* (OM). A pesar de su ubicación en la cara posterior, estas ramas también irrigan la cara lateral alta del ventrículo izquierdo (VI). Posteriormente, la Cx continúa como la *rama posterior* de la Cx. En términos simplificados, podemos decir que la Cx se divide en las OM y la rama posterior.

En aproximadamente el 10% de las personas, la rama posterior se extiende hacia el surco interventricular posterior, proporcionando irrigación a la cara inferior. Este fenómeno, menos común, se conoce como *dominancia izquierda*.

Quiero mencionar un modelo conocido como "Ojo de Buey", el cual ofrece una representación más detallada de la irrigación coronaria y evalúa el flujo sanguíneo hacia el miocardio mediante cortes transversales del corazón. En este modelo, se asignan segmentos numerados siguiendo una disposición cefalo-caudal. Tomando como ejemplo el VI, este se divide en 17 segmentos[4]: los segmentos 1-6 rodean la parte alta del ventrículo (parte *basal*), los segmentos 7-12 rodean la parte *media*, los segmentos 13-16 corresponden a la parte *apical*, y el segmento 17 abarca el ápex. Este último recibe irrigación mixta, siendo alimentado tanto por

---

[3] Margen obtuso: borde que delimita la cara anterior de la posterior.

[4] 1. Basal anterior; 2. Basal anteroseptal; 3. Basal inferoseptal; 4. Basal inferior; 5. Basal inferolateral; 6. Basal anterolateral; 7. Medio basal anterior; 8. Medio anteroseptal; 9. Medio inferoseptal; 10. Medio inferior; 11. Medio inferolateral; 12. Medio anterolateral; 13. Apical anterior; 14. Apical septal; 15. Apical inferior; 16. Apical lateral; 17. Ápex.

la DA como por la rama interventricular posterior de la CD o de la Cx, dependiendo de la dominancia.

Para los propósitos de este libro, no es necesario adentrarse en los detalles del modelo de "Ojo de Buey". Simplemente, capture la idea general por si les aparece en la literatura.

I.2. SISTEMA DE CONDUCCIÓN

Para que el miocardio se contraiga, es necesario un estímulo eléctrico, y el origen habitual de ese estímulo es el NS. Desde el NS, el impulso eléctrico se propaga a través de vías de conducción, distribuyéndose de manera rápida y coordinada por todo el corazón.

Veamos la siguiente imagen:

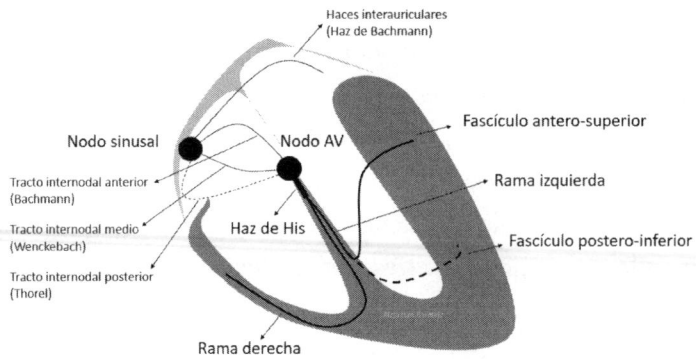

Figura I.3. Sistema de Conducción Cardíaca. Los tractos internodales son rutas preferenciales de conducción auricular, no haces *per se.*

El NS, también conocido como *nodo de Keith y Flack*, se encuentra en la zona posterosuperior de la aurícula derecha, cercano al ingreso de la vena cava superior. Cumple la función de marcapasos para la frecuencia cardíaca fisiológica, emitiendo impulsos eléctricos a una frecuencia de 60-100 veces por minuto. Su principal irrigación proviene de la rama del NS de la CD, aunque existen variantes menos comunes donde la rama del NS procede de la Cx, independientemente del tipo de dominancia.

Una vez que se genera el impulso en el NS, se propaga a través de tres rutas auriculares preferenciales hacia el nodo AV (NAV) o *nodo de Aschoff-Tawara*. Estas rutas son conocidas como *tractos internodales*, aunque erróneamente se les denomina "haces". Por otro lado, desde el NS, el impulso se propaga hacia la aurícula izquierda siguiendo un auténtico haz, el *haz interauricular*. (Véase Fig.I.3 para los nombres de estos trayectos)

Los tractos internodales facilitan la rápida transmisión del impulso hacia el NAV, al que acceden por dos zonas superiores-izquierdas y otras dos zonas inferiores-derechas.

El NAV abarca una superficie de casi la mitad del NS y se encuentra en la unión AV[5], a la izquierda de la aurícula derecha, contiguo al tabique interauricular. Ahí, el impulso experimenta una pausa fisiológica de 120-200 ms. El NAV, a excepción del NS, generalmente recibe irrigación exclusiva de la CD.

Ante la ausencia de estimulación por vía del NS, el NAV es capaz de "marcar el paso" de la contracción cardíaca, aunque su frecuencia de automatismo (autoexcitación) es inferior, alrededor de 40-60 veces por minuto.

---

[5] La conexión muscular entre las aurículas y los ventrículos se encuentra principalmente en la *unión AV*, pues fuera de esta unión existen estructuras fibrosas, como el anillo fibroso y el cuerpo fibroso, que separan eléctricamente las regiones auricular y ventricular. No obstante, un grupo específico de personas presenta vías accesorias musculares (*haces de Kent*), que generan excitación ventricular de manera prematura en comparación con la vía AV habitual. Estas vías accesorias son la base patogénica para el desarrollo de las taquiarritmias supraventriculares por reentrada asociadas con el conocido *Síndrome de Wolff-Parkinson-White*.

Después de la pausa en el NAV, la propagación eléctrica continúa a través de un haz de fibras, en su conjunto denominado *Haz de His*. Este haz se divide en las ramas ventriculares derecha e izquierda y tiene una longitud de aproximadamente 15 mm. Tanto la CD como la DA irrigan el Haz de His.

La rama izquierda se divide a su vez en dos fascículos principales: el *fascículo antero-superior* y el *fascículo postero-inferior*. Con esta configuración, se acepta comúnmente que el sistema de conducción ventricular se compone de tres fascículos: la rama derecha, el fascículo anterior y el fascículo posterior.

La rama derecha se encuentra adyacente al músculo papilar[6] anterior derecho; el fascículo antero-superior, de longitud y estrechez pronunciadas, finaliza en contacto con la región basal del músculo papilar anterior izquierdo. En contraste, el fascículo postero-inferior, más corto y ancho, se dirige hacia la base del músculo papilar posterior, una zona considerablemente más calmada desde el punto de vista hemodinámico.

A pesar de esta división trinaria, existe un cuarto fascículo, conocido como *fascículo antero-medial* o *fascículo septal*, que no se refleja en la Fig.I.3 debido a su limitada relevancia clínica en términos de conducción eléctrica cardíaca.

Cada fascículo del Sistema de Conducción (CD, anterior y posterior) culmina en la *Red de Purkinje*. Esta red, en ausencia de un impulso superior, puede marcar el ritmo de la contracción ventricular, aunque a una frecuencia cardíaca muy baja, alrededor de 15-40 por minuto. La distribución completa de la Red de Purkinje dentro del músculo cardíaco facilita la activación y contracción casi simultánea de los ventrículos; de hecho, cuando

---

[6] Músculos papilares: Músculos cónicos ubicados en el endocardio ventricular. Al contraerse en sístole actúan como tensores de las cuerdas tendinosas para preservar la cohesión valvular y evitar el prolapso valvular o el flujo retrógrado desde el ventrículo hacia la aurícula (insuficiencia).

la primera fibra muscular se activa, en aproximadamente 45 ms, la última ya está en proceso de activación.

I.3. DERIVACIONES

Los electrocardiógrafos registran las variaciones de potencial eléctrico entre distintos puntos de la superficie corporal, originadas por la propagación del impulso eléctrico cardíaco desde las fibras musculares hacia los tejidos periféricos. Los dispositivos encargados de detectar estas variaciones se llaman *electrodos*, los cuales evalúan las concentraciones de electrolitos en la superficie corporal y transmiten esta información como señal eléctrica, es decir, como electrones "moviéndose" a través de un cable. Este "flujo" de electrones sigue la dirección electrodo-ánodo → electrodo-cátodo y solo se manifiesta en presencia de una diferencia de potencial eléctrico, es decir, una disparidad de cargas, similar al proceso en las celdas electrolíticas. Sin embargo, no es necesario tener conocimientos previos sobre celdas electrolíticas; basta con entender que la desigualdad en las concentraciones de iones en la superficie corporal, derivada de la actividad eléctrica cardíaca (que será explorada más adelante), es detectada por los electrodos y transmitida a través de cables. Este cambio es medido por el equipo como una variación en el potencial eléctrico, que se refleja visualmente, comúnmente, en un papel.

El electrocardiograma (ECG) convencional consta de 12 derivaciones, es decir, 12 puntos diferentes de medición de las variaciones de potencial en la superficie corporal. Estas 12 derivaciones proporcionan una "visión" tridimensional de la actividad eléctrica cardíaca. Se dividen en 6 derivaciones que miden la actividad eléctrica en el plano frontal y otras 6 que la miden en el plano horizontal. De esta manera, cualquier anomalía eléctrica en una región específica del corazón se puede localizar dentro de las tres dimensiones del espacio, permitiendo una adecuada interpretación de los patrones electrocardiográficos.

I.3.1. DERIVACIONES DEL PLANO FRONTAL

Las derivaciones del plano frontal se obtienen mediante electrodos ubicados en los miembros superiores e inferiores, razón por la cual también se les conoce como *derivaciones de los miembros*. Estas derivaciones pueden clasificarse en:

- **Bipolares**: Compuestas por dos polos (electrodos): uno positivo y otro negativo.
- **Monopolares**: Se asumen como si estuvieran compuestas por un solo polo, el positivo.

En este libro, abordaremos la temática de la "monopolaridad" de las derivaciones más adelante, ofreciendo una exploración exhaustiva con el nivel de detalle que el lector pueda requerir. No dejaremos aspectos sin explorar para garantizar una comprensión completa.

I.3.1.1. DERIVACIONES BIPOLARES O ESTÁNDAR

Existen tres derivaciones bipolares, también conocidas como *derivaciones estándar*. Estas son:

- DI: Mide la diferencia de potencial eléctrico entre el electrodo del brazo derecho y el del brazo izquierdo (potencial en brazo izquierdo - potencial en brazo derecho).
- DII: Mide la diferencia de potencial entre el electrodo del brazo derecho y el de la pierna izquierda (potencial en pierna izquierda - potencial en brazo derecho).

- DIII: Mide la diferencia de potencial entre el electrodo del brazo izquierdo y el de la pierna izquierda (potencial en pierna izquierda - potencial en brazo izquierdo).

Puede omitirse sin problemas la letra 'D', pues no se genera ambigüedad con las demás derivaciones.

Estos electrodos forman los vértices del famoso *Triángulo de Einthoven*[7] (Fig.I.4), un modelo geométrico de triángulo equilátero invertido. Si trazamos una línea desde cada vértice hacia el punto medio de su lado opuesto (mediana del triángulo), obtenemos un punto de intersección central de las tres líneas (centroide del triángulo), denominado *punto V*, donde se puede ubicar de manera teórica el corazón. Aunque la situación real del corazón no necesariamente coincide con el centroide del triángulo, no es necesario detenerse a considerar las implicaciones de esta discrepancia en este momento. Para nuestro propósito, el Triángulo de Einthoven es un modelo clásico con utilidad didáctica, y cualquier profundización adicional en este tema se reservará para el último apartado del último capítulo de este libro.

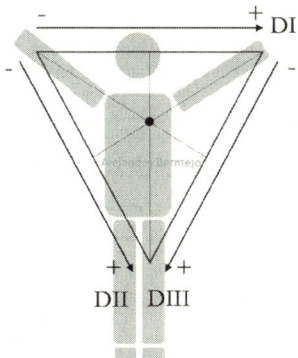

Figura I.4. Representación del Triángulo de Einthoven.

---

[7]   *Willem Einthoven* fue un médico neerlandés, quien obtuvo el Premio Nobel de Medicina por sus estudios en electrocardiografía.

El resto de las derivaciones, incluidas las del plano horizontal, son unipolares.

I.3.1.2. DERIVACIONES UNIPOLARES FRONTALES

Las derivaciones unipolares miden la diferencia de potencial entre un punto imaginario y el sitio donde coloquemos los electrodos que explorarán un área cardíaca particular. Aunque se les denomina "unipolares", realmente tienen más de un polo. Una derivación unipolar tiene su polo positivo en el sitio donde se coloca el electrodo explorador, mientras que el "polo negativo" se determina por la unión de otros electrodos. A este supuesto electrodo negativo se le denomina electrodo *indiferente*.

A las derivaciones unipolares del plano frontal se les conoce como derivaciones con amplificación del voltaje, ya que los vectores[8] que representan el voltaje han sido aumentados para facilitar la observación. Por esta razón, su notación comienza con las letras aV, que expresan: *aumento del Vector*, o *aumento del Voltaje* para una comprensión más natural. Esta amplificación es necesaria para visualizar de manera efectiva las líneas electrocardiográficas, ya que, de lo contrario, serían muy pequeñas e inconfiables para su interpretación. Aunque es importante mencionar que los equipos han evolucionado lo suficiente como para prescindir de estos aumentos.

Las derivaciones unipolares del plano frontal también se consideran derivaciones de los miembros, ya que se obtienen desde los mismos electrodos que las derivaciones bipolares estándar. Así, tenemos:

- aVR: aumento del Vector Right (derecho). Mide la diferencia de potencial entre el electrodo explorador del brazo

---

[8] Podemos pensar estos vectores como flechas que representan la dirección y magnitud de la actividad eléctrica cardíaca en algún momento específico y en algún área específica.

derecho y el promedio entre el electrodo del brazo izquierdo y el de la pierna izquierda.

- aVL: aumento del Vector Left (izquierdo). Mide la diferencia de potencial entre el electrodo explorador del brazo izquierdo y el promedio entre el electrodo del brazo derecho y el de la pierna izquierda.
- aVF: aumento del Vector Foot (pie). Mide la diferencia de potencial entre el electrodo explorador de la pierna izquierda y el promedio entre el electrodo del brazo derecho y el del brazo izquierdo.

I.3.1.3. PRIMER ACERCAMIENTO[9] AL PROBLEMA DEL ELECTRODO INDIFERENTE (LECTURA ELECTIVA)

Las derivaciones unipolares no solo se encuentran en el plano frontal, sino que también abarcan el plano horizontal. De hecho, todas las derivaciones en el plano horizontal son unipolares. Por consiguiente, es esencial establecer un punto de referencia "neutro" para contrastar las mediciones de estos electrodos exploradores unipolares, tanto en el plano horizontal como en el frontal.

Aunque en este punto del libro aún no hemos explorado las derivaciones unipolares del plano horizontal, abordaremos algunos aspectos relacionados con ellas. Este conocimiento se presenta de manera básica, siendo interesante pero no esencial en este momento. Es importante recalcar que asumo que el lector no está familiarizado con el término *derivaciones precordiales*, ya que la esencia de este libro radica en no presuponer conocimientos previos.

---

[9] Esta es una lectura electiva, pero considérese una lectura electiva de nivel intermedio. Para profundizar, véase CAPÍTULO IV - ANÁLISIS CRÍTICO DE LOS TERMINALES CENTRALES.

En el caso de las derivaciones unipolares horizontales, el electrodo indiferente teóricamente se coloca en el punto V y recibe el nombre de *Terminal Central de Wilson* (TCW). En contraste, para las derivaciones unipolares del plano frontal, los electrodos indiferentes están separados espacialmente. Se sugiere que la ubicación de cada uno de estos electrodos indiferentes se encuentra en los puntos medios de los lados opuestos a cada derivación-vértice del Triángulo de Einthoven, y se les denomina *Terminal Central de Goldberger* (TCG).

El TCW se concibe como un potencial de referencia imaginario, construido mediante el promedio de los voltajes registrados en los electrodos del brazo derecho, del izquierdo y de la pierna izquierda (la suma de los potenciales dividido por 3). Sin embargo, en las derivaciones aumentadas, el electrodo indiferente se calcula como el promedio de los dos electrodos no exploradores. Su posición teórica se sitúa sobre el perímetro del triángulo (en los puntos medios de los lados) y no coincide evidentemente con el punto V, donde se encuentra el TCW.

Si quisiéramos expresar el valor del TCW, utilizaríamos la fórmula:

$$TCW = \frac{(BI+BD+PI)}{3},$$

donde BI es brazo izquierdo, BD es brazo derecho y PI es pierna izquierda. Los tres hacen referencia a valores de potencial eléctrico en esos sitios anatómicos.

Por su parte, sabemos que el electrodo de referencia de las derivaciones unipolares del plano frontal se calcula como el promedio de los otros dos electrodos restantes del Triángulo de Einthoven: aVR=BD-(BI+PI)/2, aVL=BI-(BD+PI)/2, aVF=PI-(BD+BI)/2.

Existe una ley física conocida como *Ley de Kirchhoff*, la cual establece que si se miden los potenciales eléctricos en puntos consecutivos, de tal manera que el punto de partida coincida con el punto de llegada, la suma se anula. Esta ley se relaciona directamente con la electrocardiografía a través de una variante específica denominada *Ley de Einthoven*. Según la Ley de Einthoven, la magnitud de la deflexión en DI, sumada a la magnitud de la deflexión en DII, y sumada nuevamente a la magnitud de la deflexión en DIII, es igual a cero. Este principio es lógico al considerar que el Triángulo de Einthoven, por naturaleza, constituye un contorno cerrado.

En sus estudios, Einthoven optó por invertir la polaridad de la derivación DII. Se especula que esta elección se hizo con el objetivo de lograr que los potenciales en las derivaciones estándar fueran positivos cuando el vector de actividad eléctrica cardíaca siguiera su orientación convencional: de arriba hacia abajo y de derecha a izquierda.

Las magnitudes descritas por la Ley de Kirchhoff para contornos cerrados se expresarían como DI+DII+DIII=0. Por su parte, la Ley de Einthoven se formula como DI+(-DII)+DIII=0. En la Fig.I.4, se observa que el circuito en el Triángulo de Einthoven se cierra correctamente si DII tiene el polo negativo en la pierna izquierda y el polo positivo en el brazo derecho, siguiendo así la representación kirchhoffiana. Al invertir la polaridad de DII, resulta coherente añadir un signo negativo en la expresión de la Ley de Einthoven para mantener la consistencia con la Ley de Kirchhoff.

El TCG, como punto de referencia al fin, se concibió de valor nulo. Sin embargo, el lector astuto habrá notado que, si AVR=BD-(BI+PI)/2, AVL=BI-(BD+PI)/2, y AVF=PI-(BD+-BI)/2, y el TCG es de valor nulo; entonces:

$$\frac{(BI+PI)}{2} = \frac{(BD+PI)}{2} = \frac{(BD+BI)}{2} = 0.$$

La resolución de este sistema de ecuaciones es muy sencilla:

1. Sistema de ecuaciones:
   - $BI+PI=0$
   - $BD+PI=0$
   - $BD+BI=0$
2. $BI+PI=0$ implica que $BI=-PI$.
3. $BD+PI=0$ implica que $BD=-PI$.
4. $BD+BI=0$, junto con los pasos 2 y 3, implica que $-PI-PI=0$, o sea: $-2PI=0$, que implica que $PI=0$.
5. $BI+PI=0$ implica que $BI=-PI$, entonces: $BI=0$.
6. $BD+PI=0$ implica que $BD=0$.
7. Resultado: $BI=0$, $BD=0$ y $PI=0$.

Por ende, al considerar la hipótesis de que las TCG poseen valores nulos, se deriva directamente que $BI=0$, $BD=0$ y $PI=0$, lo cual entra en conflicto con la fisiología cardíaca real. En caso de que esta suposición fuera válida, cada medida registrada en los electrodos de los miembros debería ser nula en todo momento del ciclo cardíaco. Es pertinente destacar que, bajo esta premisa, el cálculo del $TCW=(BI+BD+PI)/3$ arrojaría un resultado de cero. Llamarlo "punto de referencia", independientemente de su valor, es una denominación más científica.

En la actualidad, los planteamientos clásicos de los Terminales Centrales no se alinean con la realidad, y, en la práctica clínica, esto no parece tener un impacto significativo, aunque debería. Por ahora, debemos reconocer que las derivaciones unipolares no corresponden verdaderamente a un único polo. Con esta comprensión y teniendo claridad al respecto, podríamos hablar provisionalmente incluso de un "vector nulo" para derivaciones unipolares sin preocuparnos por la inconsistencia matemática del asunto. Más adelante, no será así.

Goldberger, en sus estudios, fue quien observó cómo ampliar los voltajes de las derivaciones unipolares. Se percató de que al modificar el TCW de manera que en lugar de conectar los tres electrodos se unieran solo los dos opuestos al electrodo explorador, los complejos electrocardiográficos no sufrían modificaciones, y, además, la magnitud del voltaje aumentaba casi hasta el valor de voltaje de las derivaciones bipolares.

Para aquellos que en esta etapa se cuestionen acerca del electrodo del pie derecho (PD), es válido señalar que su función se limita a ser una toma a tierra sin registro electrocardiográfico. Este electrodo se utiliza como referencia para la obtención de cada uno de los voltajes en BD, BI y PI:

- BD es realmente BD-PD,
- BI es realmente BI-PD,
- PI es realmente PI-PD.

Y para aquellos que busquen establecer una relación matemática entre las derivaciones bipolares y las unipolares de los miembros, al representar los vectores asociados a las derivaciones (consulte la Fig.I.5 y considere los vectores DI, DII y DIII de la Fig.I.4), se tiene:

- DI=aVL-aVR,
- DII=aVF-aVR,
- DIII=aVF-aVL.

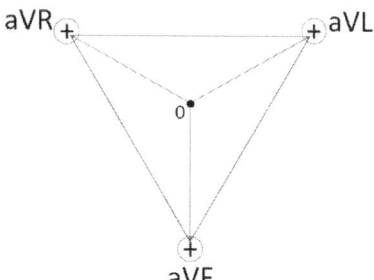

Figura I.5. Disposición de los vectores asociados a las derivaciones unipolares de los miembros.

Las fórmulas anteriores son efectivas cuando consideramos el punto V como la cola vectorial, correspondiente al punto teórico donde ubicamos el TCW. Sin embargo, intuitivamente deberíamos tener como cola vectorial los diferentes TCG, que representan las derivaciones unipolares frontales. Si calculamos las diferencias aVL-aVR, aVF-aVR y aVF-aVL tomando los TCG (puntos medios de los lados del Triángulo de Einthoven), obtendríamos valores DI, DII y DIII que conservarán el mismo sentido y dirección, pero con magnitudes mayores. A pesar de esto, la práctica indica que al calcular los voltajes de los ECG, siguen la relación formulada. Por lo tanto, estableceremos la cola de los vectores aumentados en el centroide del Triángulo de Einthoven, en el mismo punto donde saldrán las colas de los vectores unipolares horizontales.

En una conciliación de enfoques, se abordan dos Centrales Terminales para derivaciones unipolares, TCW y TCG, cuyas posiciones teóricas difieren al considerar cálculos basados en promedios diferentes. Es muy importante reconocer que la determinación de la posición de ambos terminales es, esencialmente, especulativa; su fundamentación es más aritmética que geométrica y más didáctica que práctica.

En el punto V, donde geométricamente ubicamos la posición del TCW, se establecen las colas de los vectores unipolares, tanto frontales como horizontales. Este proceder práctico puede ser corroborado, al menos para las derivaciones frontales, a través de relaciones que habíamos mencionado: DI=aVL-aVR, DII=aVF-aVR y DIII=aVF-aVL.

I.3.1.4. SISTEMAS TRIAXIAL Y HEXAXIAL DE BAILEY

Bailey desarrolló un modelo de ejes de derivaciones bipolares, de modo que la posición de estos ejes quedara pasando por el punto V, lo cual se ajusta de manera más precisa a la posición real del corazón. (Véase Fig.I.6)

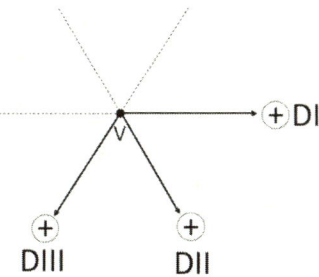

Figura I.6. *Sistema Triaxial de Bailey.* Sistema de tres ejes, conformado por las derivaciones bipolares.

Al integrar el sistema triaxial con la disposición vectorial de las derivaciones aumentadas (Fig.I.5), podemos conformar el *Sistema Hexaxial de Bailey*, un sistema compuesto por seis ejes, tal como se ilustra en la Fig.I.7. Este sistema se utiliza para determinar la localización del eje eléctrico cardíaco en el plano frontal (Hablaremos detalladamente sobre el eje eléctrico más adelante.).

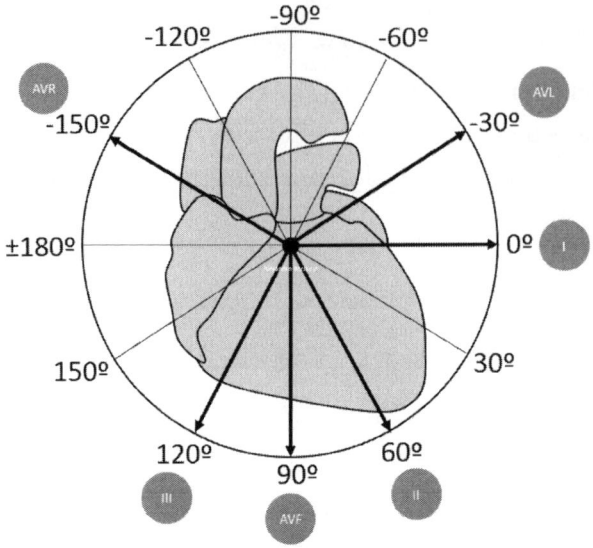

Figura I.7. Sistema Hexaxial de Bailey. La angularidad aumenta en el sentido de las manecillas del reloj. En el sentido contrario, disminuye en igual magnitud.

I.3.2. DERIVACIONES DEL PLANO HORIZONTAL

Las derivaciones del plano horizontal, conocidas como *derivaciones precordiales* (V1, V2, V3, V4, V5 y V6), se establecen mediante electrodos colocados sobre la piel del tórax y se caracterizan como "unipolares". Dada su proximidad al corazón, estas derivaciones registran voltajes de amplitud suficiente, eliminando la necesidad de amplificación.

El electrodo indiferente se ubica teóricamente en el centroide del Triángulo de Einthoven, según se expuso detalladamente en la lectura electiva precedente. Este electrodo, asociado al punto V y correlacionado con el TCW, tiene su magnitud determinada por el promedio de las mediciones de los tres electrodos de los miembros.

En el contexto del plano horizontal, se evidencia una angularidad que facilita la determinación de la localización del eje eléctrico en dicho plano. Mientras que en el plano frontal seguimos la convención de los *ejes x-y*, en el plano horizontal introducimos un nuevo eje, que podríamos llamar *eje z*, ortogonal (de 90º) respecto a los anteriores. De esta forma, se logra obtener una medida tridimensional aproximada del eje eléctrico cardíaco, expresada en coordenadas x-y-z.

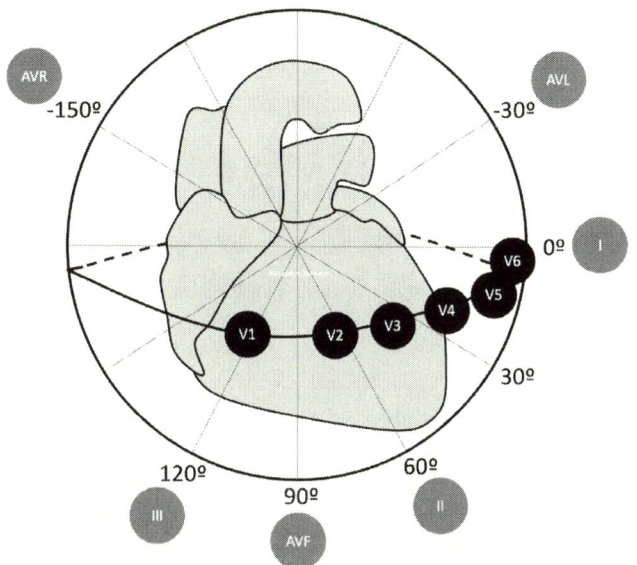

Figura I.8. Derivaciones del plano frontal y horizontal.

En el caso de desear realizar mediciones en el eje horizontal desde distintos puntos de vista del corazón, especialmente ante la sospecha de alteraciones en regiones derechas o posteriores, es factible ajustar la posición de los electrodos de modo que estén orientados hacia la región de interés. Se puede pensar a las derivaciones como sensores encargados de registrar la actividad eléctrica cardíaca en una región espacial específica. Este enfoque permite obtener información detallada sobre la actividad eléctrica en áreas específicas del corazón, lo cual resulta crucial para la evaluación clínica precisa.

I.3.3. COLOCACIÓN DE LOS ELECTRODOS

La colocación habitual de los electrodos sigue la siguiente norma:

Derivaciones de los miembros:
- Electrodo **rojo**: brazo derecho.
- Electrodo **negro**: pierna derecha.
- Electrodo **verde**: pierna izquierda.
- Electrodo **amarillo**: brazo izquierdo.

Derivaciones precordiales:
- V1: intersección del cuarto espacio intercostal derecho con el borde esternal derecho.
- V2: intersección del cuarto espacio intercostal izquierdo con el borde esternal izquierdo.
- V4: intersección del quinto espacio intercostal izquierdo con la línea medio-clavicular.
- V3: en el punto medio de la línea que une a V2 con V4
- V5: intersección del quinto espacio intercostal izquierdo con la línea axilar anterior.
- V6: Intersección del quinto espacio intercostal izquierdo y línea axilar media.
- V7: Intersección del quinto espacio intercostal izquierdo con la línea axilar posterior (usamos el electrodo V4).
- V8: Intersección del quinto espacio intercostal izquierdo con la línea escapular media, que está a la altura del ángulo escapular inferior (usamos el electrodo V5).

- V9: Intersección del quinto espacio intercostal izquierdo con la línea paravertebral izquierda (usamos el electrodo V6).

Para dirigir nuestra atención hacia la derecha, los electrodos se reposicionan manteniendo invariables V1 y V2, en una secuencia análoga a la que acabamos de describir, pero hacia el tórax derecho. Estas derivaciones se designan como V3R-V6R (R de *Right*: derecha en inglés).

Los ángulos asignados a las derivaciones precordiales son: V6 (0º), V5 (30º), V4 (60º), V2 (90º), V1 (120º). El valor de V3 es 75º, porque queda en medio de V2-V4 y aumenta solo 15º desde V4 (Véase Fig.I.9).

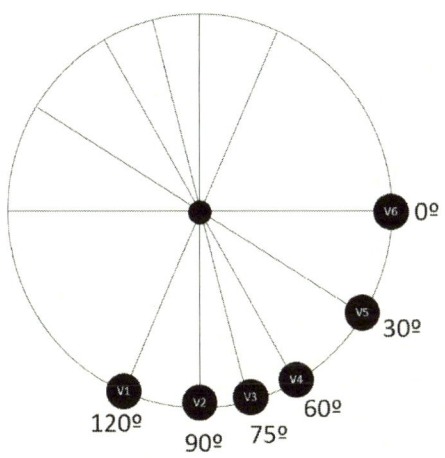

Figura I.9. Ejes del plano horizontal.

Cada electrodo registra la actividad eléctrica en momentos consecutivos del ciclo cardíaco, es decir, mide en cada instante los vectores sucesivos generados por la actividad eléctrica cardíaca. La interpretación de esta actividad recae en el programa del electrocardiógrafo, que traduce la dirección y magnitud de estos vectores en líneas impresas sobre un papel. Posteriormente, nosotros nos encargamos de traducir estas representaciones gráficas en decisiones médicas fundamentadas.

Ahora observemos una representación que abarque todo lo que hemos discutido hasta ahora:

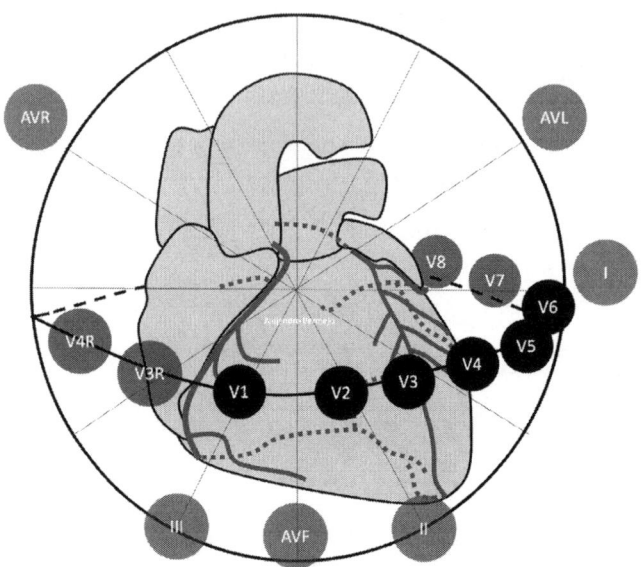

Figura I.10. Representación del sistema hexaxial junto con el sistema de derivaciones precordiales. Añadimos además la disposición espacial de las arterias coronarias sobre la superficie cardíaca. Deténgase por un momento a repasar las relaciones de continuidad de lo que estamos representando aquí.

I.4. ACTIVACIÓN ELÉCTRICA CARDÍACA

El ECG utilizado en la práctica clínica registra el impulso nervioso de manera indirecta. En otras palabras, no evalúa el impulso eléctrico directamente en las vías especializadas de conducción, sino que mide su propagación a través de la masa muscular y los tejidos periféricos.

A través de métodos convencionales, no se pueden medir desde la superficie corporal la activación del NS, los tractos internodales, el haz interauricular, el NAV, el Haz de His, sus ramas ni el sistema de fibras de Purkinje. Es significativo comprender que el Sistema Especializado de Conducción Cardíaca no es directamente mensurable mediante un ECG convencional; lo que se procesa y registra en un electrocardiógrafo es simplemente la propagación eléctrica a nivel muscular.

I.4.1. ACTIVACIÓN BIAURICULAR

Para analizar la actividad eléctrica cardíaca, lo primero que examinaremos es la activación de las aurículas, que comprende dos fenómenos: la despolarización y la repolarización auriculares. En el próximo capítulo (CAPÍTULO II. EL CORAZÓN A NIVEL MICROSCÓPICO), abordaremos estos conceptos con la profundidad necesaria; por ahora, comprendamos que la despolarización es un proceso que cambia el potencial eléctrico celular de negativo a positivo, mientras que la repolarización es el proceso inverso.

La despolarización de ambas aurículas puede visualizarse como frentes de ondas radiales emanando del NS (similar a las ondas que se generan al lanzar una piedra en un lago). Sin embargo, es necesario comprender que la conducción real sigue rutas preferenciales, a través de los tres tractos internodales y el haz interauricular. En estos casos, el impulso eléctrico viaja a lo largo de estas rutas y se disipa desde allí hacia el tejido muscular, generando frentes de ondas, de manera análoga a cómo un barco en movimiento origina ondas en el agua.

La despolarización se origina en la región externa de la aurícula derecha y, justo al llegar al NAV a través de los tractos internodales, se está propagando hacia la aurícula izquierda por el haz interauricular. Por tanto, el NAV se despolariza en el punto medio de la despolarización entre la aurícula derecha y la aurícula izquierda.

Esta despolarización biauricular se refleja en el ECG mediante la *onda P*, donde su parte ascendente representa la despolarización de la aurícula derecha y la parte descendente la despolarización de la izquierda. Así, el punto medio de la onda P corresponderá a la despolarización del NAV.

Si intentáramos representar la despolarización biauricular de manera vectorial, tendríamos dos vectores resultantes, uno para cada aurícula. El vector de la aurícula derecha estaría orientado hacia abajo-izquierda (ligeramente)-delante, mientras que el de la aurícula izquierda estaría dirigido hacia detrás-izquierda.

En caso de optar por la suma vectorial de ambos vectores, se obtendría una resultante total de la despolarización biauricular, la cual exhibiría una orientación específica hacia abajo-izquierda-delante. Posteriormente, nos percataremos de que un vector que represente una despolarización mostrará una disposición en la que la cabeza apunta hacia la porción positiva del dipolo eléctrico[10] generado por dicha despolarización. Este matiz reviste importancia, dado que, en el registro electrocardiográfico, se observará una deflexión positiva cuando un frente de despolarización (es decir, la cabeza del vector) se aproxime al electrodo positivo. En contraste, si el electrodo se enfrenta a la cola del vector (negativo), se inscribirá una deflexión negativa en el trazado del ECG.

La despolarización auricular, debido a la escasez de tejido muscular en las paredes auriculares, se lleva a cabo de manera uniforme en todo su espesor. Incluso al colocar electrodos directamente en el endocardio o en el epicardio, se obtendrían ondas P de morfología idéntica, lo que indica que no hay diferencias significativas en la morfología eléctrica entre la aurícula endocárdica y la epicárdica.

---

[10]   Dipolo eléctrico: Sistema conformado por dos cargas de signo opuesto.

Una vez que las aurículas se han despolarizado, la repolarización comienza en las áreas que inicialmente experimentaron la despolarización, ya que son las primeras en completar dicho proceso y, por lo tanto, serán las primeras en prepararse para iniciar la recuperación de la negatividad intracelular (la repolarización). Así, la repolarización sigue la misma dirección que la despolarización, pero, debido a la fisiología intrínseca del proceso, con signo contrario. Esto se refleja en la inversión de la cabeza del vector: manteniendo la dirección ("el eje") pero invirtiendo el sentido (el signo). En consecuencia, el electrodo positivo exploratorio se enfrentará a un polo negativo durante el proceso de repolarización.

No obstante, el proceso de repolarización auricular no se refleja en una deflexión en el papel del ECG. Esto se atribuye al bajo voltaje de la repolarización auricular y a su coincidencia temporal con la despolarización ventricular, lo que resulta en que la repolarización auricular (*onda* T_a[11]) quede eclipsada bajo el *complejo QRS*, que representa la despolarización ventricular en un ECG.

Para aquellos lectores impacientes, se requiere un poco más de paciencia para profundizar adecuadamente en los fenómenos de despolarización y repolarización.

I.4.2. ACTIVACIÓN VENTRICULAR

Los tractos internodales permiten, de manera preferencial, la conducción de la despolarización auricular hacia diversas zonas del NAV, el punto medio entre las activaciones auriculares y ventriculares. En el NAV, la despolarización se desacelera, alcanzando el Haz de His aproximadamente a los 80 ms.

---

[11] Se ha planteado que, en determinadas ocasiones (por ejemplo, durante taquicardias e hipopotasemia), la onda T_a puede penetrar en la meseta del potencial de acción y afectar la morfología isoeléctrica del segmento ST. Estos últimos conceptos se abordarán más adelante.

En el NAV, se pueden identificar tres zonas con diferencias fisiológicas, de arriba hacia abajo:

1. Zona Atrio-nodal,
2. Zona Nodal y
3. Zona Nodo-hisiana;

las cuales transmiten el impulso de despolarización de manera no uniforme.

La Zona Nodal es la principal contribuyente a la despolarización enlentecida, ya que alberga, en aumento progresivo, células que se despolarizan lentamente. Las otras zonas son más similares a las regiones contiguas (aurículas y Haz de His). En la Zona Atrio-nodal, ya comienzan a aparecer estas "células lentas", y en la zona cercana al Haz de His, emerge la celularidad de conducción rápida, lo que previene el bloqueo completo del impulso en el NAV.

Una vez que el impulso alcanza el Haz de His, se propaga de manera rápida hacia las ramas derecha e izquierda. No obstante, aún no se ha producido el estímulo necesario para la despolarización de la masa ventricular. El tiempo del retardo en el NAV, junto con el tiempo de propagación del estímulo a través del Haz de His y sus ramas, se visualiza en el ECG como la línea isoeléctrica (sin ondas) entre el final de la onda P y el inicio del complejo QRS, conocido como el *segmento PQ* o *PR* (en ausencia de onda Q). El intervalo fisiológico asociado a este período es de 120-200 ms.

Una vez que el estímulo abandona el Haz de His, se propaga a través de la vía trifascicular: la rama derecha, el fascículo antero-superior izquierdo y el fascículo postero-inferior izquierdo.

I.4.2.1. VECTOR VENTRICULAR 1

En la región ventricular, lo primero en estimularse es el miocardio cercano al endocardio (subendocardio) del tabique alto y parte de la pared libre anterior del VD y del VI, los cuales cuentan con una gran cantidad de fibras de Purkinje, proporcionándoles una velocidad de conducción preferencial. En contraste, la zona del miocardio más cercana al pericardio (*subepicardio*) contiene una cantidad reducida de fibras de Purkinje, lo que resulta en una velocidad de conducción menor.

Si bien la despolarización ventricular tiene una disposición vectorial en el plano frontal y horizontal, existe otro frente de activación que depende exclusivamente del espesor miocárdico, denominado *frente de activación transmural*, que sigue un sentido de subendocardio a subepicardio.[12]

La despolarización primaria del subendocardio septal y del subendocardio de parte de la pared libre anterior del VI origina un vector de despolarización que sobrepasa en magnitud al correspondiente en el subendocardio del VD. El vector resultante inicial, es decir, el primero de los vectores de la despolarización ventricular (*Vector Ventricular 1*), se orienta entonces hacia la derecha-delante en condiciones normales (Véase Fig.I.11). Dependiendo de la orientación del electrodo positivo que enfrenta, se reflejará en el papel como una primera onda negativa (*onda Q*) o positiva (*onda R*) en el complejo QRS. Y dado que el voltaje a este nivel no es tan elevado, las deflexiones en el ECG resultarán en ondas de baja amplitud: denotadas *q* o *r*, respecti-

---

[12] Los diferentes frentes de activación tienen un sentido didáctico y surgen de la abstracción para la interpretación de los patrones electrocardiográficos. Es importante considerar la despolarización ventricular real como un proceso único y secuencial en las tres dimensiones del espacio, sin segmentaciones artificiales.

vamente.[13] Por ejemplo, la derivación V1 mostrará un inicio del complejo QRS con una onda r (al acercarse la cabeza positiva del vector de despolarización inicial), mientras que V6 presentará una q (al alejarse el vector y enfrentar su cola negativa).

I.4.2.2. VECTOR VENTRICULAR 2

En el siguiente momento de la despolarización ventricular, se debe considerar todo lo que resta de las paredes libres de los ventrículos y la zona media y apical del tabique. La resultante de los vectores de despolarización correspondientes origina un gran vector con orientación izquierda-abajo-levemente hacia atrás (*Vector Ventricular 2*) (Véase Fig.I.11). De esta manera, se observa una *onda S* (segunda onda negativa del complejo QRS) en V1 y una onda R en V5 y V6.

I.4.2.3. VECTOR VENTRICULAR 3

Posteriormente, se despolarizan las regiones basales de los ventrículos y lo que pudiese restar del tabique. Exactamente, la última de estas porciones en despolarizarse la constituyen las zonas basales del VD, generando así una desviación vectorial hacia la derecha y atrás. La resultante total corresponde a un vector, generalmente de poca magnitud, que se dirige hacia arriba-derecha-atrás (*Vector Ventricular 3*) (Véase Fig.I.11). Este último vector puede explicar las ondas *s* en V5 y V6, así como la onda *r* o segunda onda *r* (denotada *R'* o *r'*, según sea el caso) en aVR y V1.

---

[13] Nótese que usamos la notación *MAYÚSCULA* para ondas de gran voltaje y *minúscula* para ondas de pequeño voltaje.

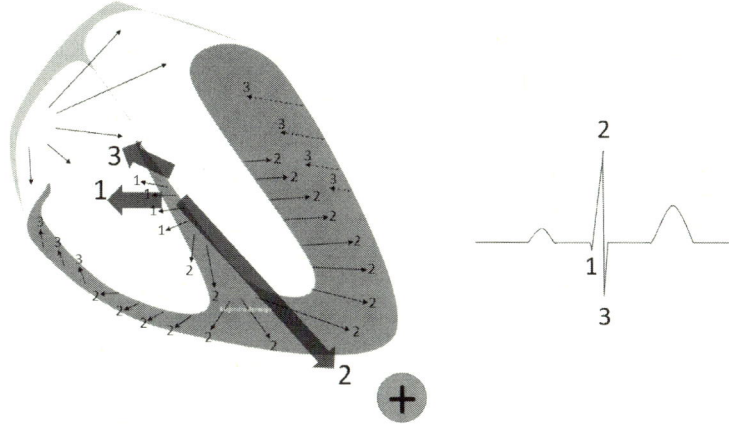

Figura I.11. Izquierda: Secuencia de propagación del impulso eléctrico cardíaco y sus vectores. Los números pequeños indican la ubicación de los distintos vectores en cada etapa para puntos arbitrarios, mientras que los números grandes señalan los vectores resultantes (suma de los vectores pequeños), que corresponden a los vectores ventriculares 1, 2 y 3. Derecha: Se enumeran, desde la perspectiva del electrodo positivo situado cerca del ápice (representado con un +), las deflexiones correspondientes a cada etapa de la despolarización ventricular en el ECG, qRS.

I.4.3. REPOLARIZACIÓN VENTRICULAR

La repolarización ventricular en el ECG se representa mediante la *onda T*. Y aunque es posible que usted esté familiarizado con este hecho, es importante no dar por sentados los conocimientos previos. Continuemos.

Hasta este punto, hemos observado que la despolarización auricular genera una onda P, que podría considerarse dividida en dos partes: la parte inicial refleja la aurícula derecha y la parte final refleja la aurícula izquierda. También advertimos que la repolarización auricular se ve opacada en el ECG debido a la despolarización ventricular, la cual produce tres ondas conocidas como el complejo QRS. Sin embargo, en algunos casos, es posible visualizar la repolarización auricular, presentándose como una onda negativa única y aplanada en aquellas derivaciones donde las ondas P son positivas.

La despolarización auricular produce una única onda en el ECG, al igual que la repolarización auricular. Sin embargo, ¿por qué la repolarización ventricular se manifiesta solo a través de la onda T, a pesar de que la despolarización ventricular produce tres ondas? La razón subyace en que la pared libre del VI se despolariza con una magnitud (elevado voltaje) y rapidez notables, atribuyéndose la mayor parte de la representación electrocardiográfica de la activación biventricular a esta pared libre, correspondiente al Vector Ventricular 2. Recordemos que esta activación comienza después de la activación del tabique alto y parte de la pared libre anterior del VI y del VD (representada por el Vector Ventricular 1) y concluye antes de la despolarización de las regiones basales (representada por el Vector Ventricular 3); manteniendo así la secuencia vectorial: vector 1 → vector 2 → vector 3.

La repolarización ventricular, al ser un proceso más lento, ocurre de tal manera que, independientemente de su dirección, el vector de repolarización de toda la pared libre del VI "absorbe" las influencias de la repolarización basal, del tabique y de parte de la pared libre anterior del VI y del VD, generando así una única resultante de repolarización, que se observa en el ECG como la citada onda T.

Recordemos que la repolarización auricular seguía los mismos pasos anatómicos que la despolarización, y debemos tener en cuenta que, debido al proceso fisiológico subyacente, si un electrodo la "visualizara" acercándose, registraría una onda negativa. Esto se debe a que los electrodos positivos se enfrentarían a la parte negativa del dipolo formado durante el proceso de repolarización. No obstante, la onda T de la repolarización ventricular es una deflexión positiva en aquellas derivaciones donde los complejos QRS tienen polaridad predominantemente positiva. ¿Cómo se explica esto?

Esta discrepancia se explica por la disposición epicárdica de las arterias coronarias, que resulta en una menor perfusión del subendocardio durante la sístole ventricular en comparación con el subepicardio. Durante este proceso, cuando las ramas coronarias transmurales colapsan, generan una isquemia subendocárdica transitoria y fisiológica. Este fenómeno provoca un retraso significativo en el inicio de la repolarización en el subendocardio isquémico, permitiendo que la repolarización comience primero en el subepicardio. Resumidamente, a pesar de que el subepicardio es el último en despolarizarse, es el primero en iniciar la repolarización.

ISQUEMIA FISIOLÓGICA SUBENDOCÁRDIA Y REPOLARIZACIÓN INVERTIDA. (LECTURA ELECTIVA[14])

La repolarización del miocardio se produce a través de la salida de K^+ de la célula, en un intento de recuperar la negatividad intracelular (Potencial de Membrana en Reposo). Al liberarse iones positivos, la célula cardíaca lógicamente adquiere una carga más negativa.

Repasemos con atención, ya que es crucial no perder de vista lo siguiente: El retraso fisiológico en la repolarización del subendocardio ventricular, con respecto al subepicardio, condiciona la inversión del proceso de repolarización respecto a la repolarización auricular. Así, la repolarización inicia en la región donde concluyó la despolarización. Este retraso fisiológico se origina por la isquemia fisiológica subendocárdica, una condición determi-

---

[14] Este tema es recomendable revisarlo en una segunda lectura del libro, especialmente si estás comenzando desde cero, a menos que ya poseas conocimientos sobre PA.

nada por la disposición coronaria de epicardio a endocardio. Esta disposición ocasiona una deficiente irrigación terminal subendocárdica, exacerbada durante la sístole ventricular debido a la obliteración de las paredes arteriales transmurales.

Si deseamos enumerar los aspectos fundamentales que influyen en la demora de la repolarización en el subendocardio, debemos destacar tres aspectos:

1. *Isquemia*: El subendocardio constituye la capa más interna del miocardio, encontrándose más distante del suministro de oxígeno y nutrientes, principalmente glucosa y ácidos grasos. Esta ubicación limita la capacidad de suministro sanguíneo en comparación con otras áreas del corazón, lo que conduce a un metabolismo deficiente y a una producción reducida de adenosín trifosfato (ATP).

2. *Activación persistente de canales KATP por la isquemia*: Durante la isquemia, se produce una activación prolongada de Canales de Potasio Dependientes de ATP (KATP), que contribuye al retraso de la repolarización en el subendocardio. Estos canales se activan en respuesta a niveles bajos de ATP, favoreciendo en estas condiciones la salida de K^+ de la célula. Cuando se activan persistentemente, provocan una salida de K^+ más allá de los límites normales, resultando en una hiperpolarización celular, o sea, haciendo que el interior celular sea más negativo de lo habitual.

3. *Aumento del Ca^{2+} intracelular por la activación persistente de KATP*: La hiperpolarización celular mediada por KATP en el subendocardio desencadena la activación de Canales de Ca^{2+} Dependientes de Voltaje, resultando en un aumento de la entrada de Ca^{2+} a la célula. Además, en el subendocardio, se ha demostrado que la célula cardíaca puede tener una menor actividad de la Bomba de Ca^{2+} ATPasa, que es

responsable de extraer Ca^{2+} de la célula, en comparación con el subepicardio. Este fenómeno también contribuye a la acumulación de Ca^{2+} intracelular en el subendocardio.

Examinemos con más detalle los dos primeros aspectos: 1. Isquemia y 2. Activación persistente de canales KATP por la isquemia.

La menor disponibilidad de ATP en el subendocardio se ve potenciada por dos ambientes histológicos:

- *Mayor densidad de células musculares*: Esta mayor densidad celular en el subendocardio implica una demanda energética más elevada.
- *Menor densidad de mitocondrias*: La presencia reducida de mitocondrias en el subendocardio, junto con la hipoxia fisiológica (reducción del suministro de oxígeno), resulta en una producción aeróbica de ATP más limitada a través de la Respiración Celular.

La acción de los canales KATP resulta beneficiosa para la eficiencia energética cardíaca. En el momento inicial de la isquemia, y solo en ese instante, la salida de K^+ a través de estos canales contribuye a una repolarización rápida y temprana del Potencial de Acción (PA) (que comprenderemos de qué trata en el próximo capítulo). Esto tiene un efecto cardioprotector durante esta "pausa de nutrientes", al acortar el tiempo de contracción ventricular y ahorrar ATP. Sin embargo, en estados persistentes de isquemia y en ciclos cardíacos sucesivos, estos canales pueden ralentizar el proceso de repolarización al generar un estado de hiperpolarización. La hiperpolarización, al llevar el potencial de membrana a valores más negativos que el potencial de reposo, contribuye a disminuir la excitabilidad de la célula cardíaca, pues el umbral de activación se aleja más de las condiciones basales.

Aunque es cierto que el aumento de Ca^{2+} intracelular debido a la activación persistente de los KATP puede contribuir a mejorar la contracción muscular, la célula cardíaca tendrá dificultades para excitarse con ese propósito.

La repolarización del miocardio requiere una eficiente salida de iones K^+, facilitada por la acción de los KATP en cada ciclo cardíaco. Sin embargo, esta dinámica está intrínsecamente vinculada a la eficaz actividad de la Bomba de Sodio-Potasio ATPasa (Na^+/K^+ ATPasa), la cual reintroduce los iones K^+ a la célula en la fase final de cada PA. Si esta situación se prolonga en el tiempo, la bomba no podrá satisfacer las demandas de K^+ intracelular necesarias para la repolarización, lo que resultará en una repolarización dilatada en el tiempo, característica de estados persistentes de isquemia. Durante condiciones de isquemia, esta bomba solo funciona correctamente durante los primeros 10 a 15 minutos.

Por otro lado, el estado de hiperpolarización no se genera de modo fortuito; tiene una elevada significación fisiológica, porque produce una disminución de la excitabilidad cardíaca, lo que permite ahorrar energía durante la isquemia u otras condiciones de bajo suministro de oxígeno y nutrientes. Además, podríamos pensar que el aumento del Ca^{2+} intracelular debido a la hiperpolarización proporcionaría ayuda para que, en caso de que la célula se contraiga, disponga de las condiciones iónicas necesarias.

Los KATP cardíacos son complejos proteicos que constan de dos tipos de subunidades. El primer tipo de subunidad, denominada Kir6.2, forma el poro de conducción de K^+, y se requieren cuatro de estas subunidades en la formación de un KATP. En cada subunidad Kir6.2 hay un sitio de unión intracelular al ATP, con el consiguiente efecto inhibidor sobre la actividad del canal. El segundo tipo de subunidad es una subunidad reguladora, conocida como SUR2A (receptor de sulfonilurea), y también se precisa un total de cuatro de estas subunidades. Las SUR2A, al parecer, podrían unirse al adenosín difosfato-Mg^{2+} (ADP-Mg^{2+})[15], activando el canal. Desde el punto de vista metabólico, la cantidad de ADP-Mg^{2+} guarda una relación inversamente proporcional con la cantidad de ATP.

Repasemos rápidamente: En circunstancias normales, la alta concentración intracelular de ATP en los cardiomiocitos determina su unión a las subunidades Kir6.2 de los canales KATP, manteniéndolos en un estado inactivo (cerrado). No obstante, durante eventos isquémicos donde la concentración de ATP disminuye, los canales KATP se activan, facilitando la salida de K^+ de la célula. Inicialmente, esto acorta el PA, pero su persistencia resulta en un estado de hiperpolarización celular, con la consiguiente reducción de la excitabilidad cardíaca y prolongación del PA ante la imposibilidad de la Na^+/K^+ ATPasa de satisfacer las necesidades de K^+ intracelulares. Como se discutió previamente, la disminución de la excitabilidad cardíaca conlleva a una reducción en el consumo energético miocárdico, permitiendo así conservar energía en condiciones de flujo sanguíneo reducido.

En el subendocardio, la activación de los canales KATP ocurre de manera más rápida en comparación con el subepicardio, debido a la menor disponibilidad de ATP. Por lo tanto, cuando se inicia el proceso de repolarización, la escasez de ATP ya está anticipada en el subendocardio. Esta escasez es intermitente pero fisiológica; aunque implica un estado de hiperpolarización, esta última es de naturaleza normal. La consecuente disminución de la excitabilidad y la prolongación del tiempo de repolarización no implican modificaciones más allá de la simple inversión del proceso de repolarización ventricular transmural, en comparación con lo que ocurre en las aurículas.

---

[15]   Demostrado para el SUR1 en células β pancreáticas (Kir6.2/SUR1). Este tipo de subunidad también se encuentra, en menor medida respecto al SUR2A, en el tejido muscular cardíaco.

Profundicemos un poco más. La prolongación excesiva de la apertura de los canales KATP puede extender el PA y retardar la repolarización, como ya sabemos. Ahora bien, si el canal permanece abierto demasiado tiempo, existe la tendencia a disipar el gradiente de concentración de K^+, y no se proporciona el tiempo suficiente para que la bomba de Na^+/K^+ ATPasa lo recupere, también mencionado anteriormente. Por lo tanto, es crucial que el tiempo de apertura de los KATP esté rigurosamente regulado para evitar la prolongación del PA a niveles patológicos. Estos periodos están finamente regulados por la reducción del tiempo de apertura de los canales KATP en el subendocardio, que es más propenso a mantener sus canales abiertos por la isquemia fisiológica. Este proceso de contrarregulación depende de la modulación de la actividad de la Proteína Quinasa A (PKA), responsable de regular la fosforilación de los canales KATP y, por ende, su actividad.

En los cardiomiocitos ventriculares, la activación de los KATP ocurre mediante la adición de PKA exógena, un hecho estrictamente experimental. En los últimos años, se ha comprobado que la fosforilación de la subunidad Kir6.2 por la PKA es un proceso que afecta la actividad de los canales KATP. Este proceso se inicia cuando los receptores β-adrenérgicos en la superficie celular son activados por adrenalina o noradrenalina. La activación de estos receptores desencadena una cascada de señalización intracelular que culmina con la activación de la PKA. Luego, la PKA fosforila a la subunidad Kir6.2 de los canales KATP, aumentando directamente la actividad del canal al disminuir la sensibilidad al ATP en Kir6.2.

En el subepicardio, caracterizado por una mejor inervación simpática y una mayor perfusión coronaria, se ha observado empíricamente una mayor expresión y actividad de los receptores β-adrenérgicos. Como consecuencia, la PKA fosforila la subunidad Kir6.2 con mayor frecuencia, reduciendo su sensibilidad al

ATP y activando los canales KATP[16]. La salida de K$^+$ a través de estos canales facilita una repolarización más rápida en el subepicardio en condiciones normales. Este es un buen mecanismo molecular para controlar los efectos del ATP sobre los PA en regiones donde existe una mayor concentración de ATP.

Por otro lado, en el subendocardio, donde la perfusión y la inervación simpático-adrenérgica son menos eficientes, la fosforilación de Kir6.2 es menos frecuente. Esto resulta en una inhibición de la actividad del canal. Así, incluso en condiciones de bajo ATP en el subendocardio, tenemos un mecanismo que "aumenta" la sensibilidad al ATP en los KATP, lo que podría regular-acortar su apertura prolongada. De este modo, se elimina la contribución de los KATP a la repolarización subendocárdica y se prolonga dicho proceso. Nótese que si este mecanismo no funciona de manera persistente, inicialmente tendríamos un aumento en la salida de K$^+$ con el consiguiente acortamiento del PA. Luego, se produciría la hiperpolarización junto con la prolongación del PA. En el caso de una isquemia crónica que afecte de manera sostenida al subendocardio, podría deprimir aún más la expresión de receptores β-adrenérgicos. Aunque por esta vía se facilitaría el cierre del canal, el déficit de ATP y el aumento de ADP-Mg^{2+} podrían predominar y ser suficientes para facilitar un estado crónico de prolongación y disminución de la excitabilidad subendocárdica. El subepicardio, por su parte, siempre estará más protegido ante la isquemia crónica.

Accedamos ahora a concluir el análisis del tercer factor que contribuye a la demora en la repolarización del subendocardio: *Aumento del Ca^{2+} intracelular por la activación persistente de KATP.*

Retomando lo abordado, recordemos que la hiperpolarización inducida por los canales KATP resulta en la activación de los Canales de Ca^{2+} Dependientes de Voltaje. Esta situación, combinada con la disminuida actividad de la bomba de Ca^{2+} ATPasa,

---

[16] KATP también es activado por los receptores muscarínicos M2.

ocasiona una acumulación significativa de Ca^{2+} intracelular, especialmente en el subendocardio.

Se ha verificado que el aumento intracelular de Ca^{2+} puede retardar la repolarización a través de diversos mecanismos. La activación de la Proteína Quinasa C (PKC) por la entrada de Ca^{2+} ha demostrado reducir la actividad de los Canales de K^+ Rectificadores Internos, Kir, los cuales describiremos más adelante, pero ya deberían sonarnos familiares, pues cuatro de las subunidades de los KATP se nombran Kir6.2. Los Kir desempeñan un papel decisivo en la repolarización introduciendo K^+ en estados de hiperpolarización. Por otro lado, la elevación del Ca^{2+} intracelular ha sido asociada con una disminución en la actividad de la bomba de Na^+/K^+ ATPasa, lo que conlleva a una reducción en la cantidad de K^+ intracelular y, por ende, a la pérdida del gradiente de concentración de K^+. (Véase Esquema 1)

En todos los casos, parece ser que la dificultad en la entrada de K^+ y el favorecimiento de su salida de la célula son factores comunes durante la isquemia.

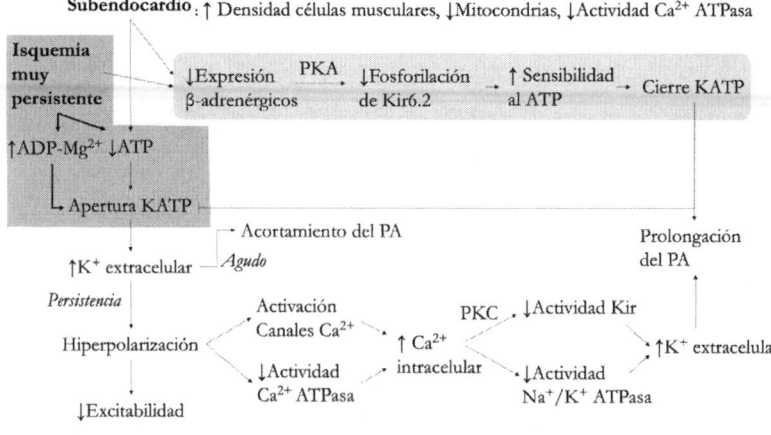

Esquema 1. Resumen de los efectos de la isquemia en el subendocardio y su contrarregulación adrenérgica.

Permítanme complicar un poco más las cosas. En ausencia de otros nucleótidos, se ha podido comprobar que la concentración de ATP libre, en el rango micromolar, causa la inhibición del canal en un 50%. Dado que los niveles celulares de concentración de ATP citosólico están en el rango de milimoles (1-5 mmol/L) y cambian poco con el metabolismo, es probable que el ATP sea suficiente para inhibir casi al 100% la actividad del canal. La activación del canal, entonces, tendrá que depender de los efectos activadores del ADP-Mg^{2+} sobre la subunidad SUR2A. De este modo, la disminución de los efectos β-adrenérgicos sobre el KATP causada por la isquemia podría ser contrarrestada por el aumento del ADP-Mg^{2+}. Por esto, en condiciones metabólicas normales, los canales KATP están predominantemente cerrados y no contribuyen a modificar el PA. Es durante la isquemia, la hipoxia u otras alteraciones metabólicas cuando prevalecen activados. Por lo tanto, podemos esperar que estos canales estén predominantemente cerrados en el subepicardio, aunque posiblemente no sea el caso en el subendocardio.

I.5. EJE ELÉCTRICO

Cuando sumamos todos los vectores generados durante la despolarización ventricular, la resultante, un vector, se denomina *eje eléctrico del QRS* o simplemente *eje eléctrico*[17]. Por lo general, describimos el eje solo en el plano frontal.

Fisiológicamente, se espera que el eje eléctrico cardíaco coincida aproximadamente con la dirección del eje de la derivación DII, aunque es común que se encuentre dentro de un rango que oscila

---

[17] Podemos determinar un eje eléctrico para cada fase del PA, pues cada fase está representada por un vector, y cualquier vector puede ubicarse en un eje específico.

entre -30º y +90º (considerado como el eje normal). Cuando el eje se desvía por debajo del valor de -30º hasta -90º, se le considera desviado hacia la izquierda, y cuando está por encima de +90º hasta ±180º, se le considera desviado hacia la derecha. Si el eje se encuentra entre -90º y ±180º, esto implica que su posición exacta no puede determinarse o que efectivamente tiene esa orientación; en este caso, preferimos decir que está *indeterminado*.

Para determinar el eje eléctrico de manera aproximada, buscamos la derivación donde el complejo QRS es isodifásico[18]. En ese punto, podemos inferir que el electrodo explorador "visualiza" perpendicularmente al vector total de despolarización ventricular. La derivación perpendicular a aquella donde el QRS es isodifásico nos proporcionará la dirección del vector total de despolarización (Véase Fig.I.12).

Para conocer el sentido del vector (hacia dónde apunta su cabeza positiva), buscamos en ese eje perpendicular alguna derivación frontal y evaluamos la polaridad predominante de su complejo QRS. Por ejemplo, si observamos que en aVL[19] la deflexión del QRS es isodifásica, buscamos su eje perpendicular, que corresponde a DII[20]. Lo habitual es encontrar que el QRS es predominantemente positivo en DII; en este caso, afirmamos que el eje es normal y está aproximadamente en +60º. Si el QRS fuera negativo en DII, indicaría que el eje está en -120º, indeterminado.

---

[18] Isodifásico: Se refiere a un complejo de ondas con una parte positiva y otra negativa; ambas, con la misma área bajo la onda. No necesariamente tienen "igual voltaje o igual magnitud". En casos donde las magnitudes no son iguales, describiremos simplemente el complejo de ondas como *difásico*.

[19] aVL: parte positiva del sistema de ejes hexaxial: -30º.

[20] DII: tiene su parte positiva en +60º y su parte negativa en -120º.

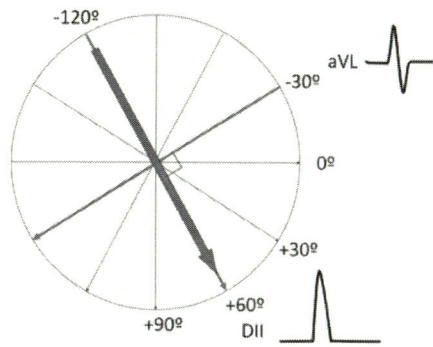

Figura I.12. Ejemplo de la determinación del eje eléctrico cardíaco en el plano frontal, ante un QRS isodifásico en aVL.

I.6. HEMICAMPOS

Una de las principales incertidumbres en la interpretación de un ECG es cómo determinar si el vector se acerca o se aleja de una derivación específica. Aunque subjetivamente podemos tener una idea, para lograr una precisión mayor en el diagnóstico médico, es necesario introducir el concepto de *hemicampo*. Al comprender este concepto, consolidarás significativamente tus conocimientos en electrocardiografía. Comencemos.

Si consideramos los ejes correspondientes a cada derivación, tanto en el plano frontal como horizontal, es evidente que todos convergen en un punto central a nivel del corazón. Llamamos *hemicampo positivo* al área que abarca la parte del eje que se extiende desde el punto central hacia el electrodo explorador. En contraste, denominamos *hemicampo negativo* al área que cubre la parte del eje que queda posterior al punto central. Esta relación se ilustra mejor en la siguiente figura:

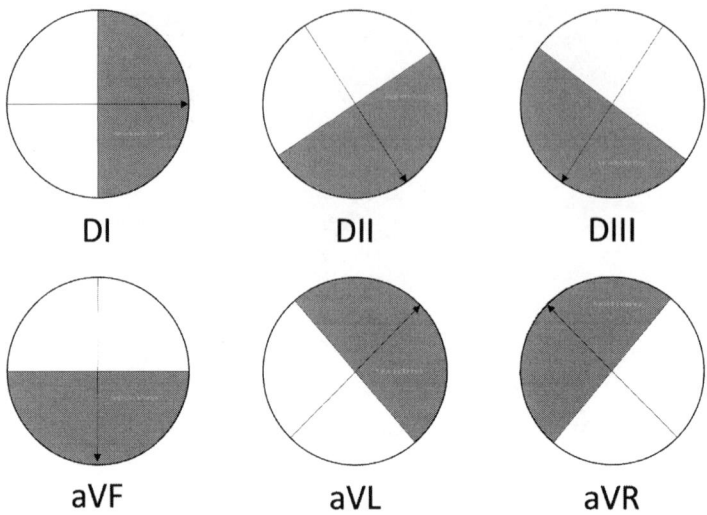

DI DII DIII

aVF aVL aVR

Figura I.13. Hemicampos en las derivaciones del plano frontal. Los semicírculos sombreados corresponden a los hemicampos positivos de cada derivación frontal.

Las diversas proyecciones de los vectores de despolarización, hacia los hemicampos positivos, negativos o a lo largo de la recta perpendicular que los separa, generarán deflexiones positivas, negativas o isodifásicas, respectivamente. La magnitud de la deflexión estará influenciada por las componentes del vector en un eje específico. Veamos esto de manera más clara en la siguiente imagen:

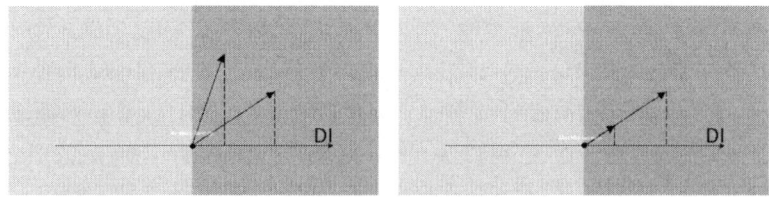

Figura I.14. Vector de despolarización en el hemicampo positivo (mitad derecha) de la derivación DI. Resulta útil poner nuestro foco de atención sobre la punta de la flecha, como si de un punto se tratase. Con eso sería suficiente para inferir la polaridad y la magnitud de los vectores que subyacen en las deflexiones electrocardiográficas. Nótese que lo importante es, sobre todo, la proyección del vector sobre la línea que marca la derivación. Una mayor o menor proyección del vector resultará en una onda más grande o más pequeña, respectivamente.

La componente positiva de un vector en un eje (o derivación) específico se determinará tanto por la magnitud del vector como por su dirección. Cuanto mayor sea la componente positiva del vector (proyección del vector sobre la parte positiva del eje de una derivación), mayor será la deflexión positiva registrada en el ECG. El mismo razonamiento se aplica a las deflexiones negativas e isodifásicas.

Si deseamos explorar este concepto de manera más profunda, podríamos complementar con que los vectores de despolarización (o repolarización inclusive) se representan mediante campos vectoriales que varían con el tiempo. Esto implica que cada punto en el espacio tridimensional tiene asociado un vector cuya magnitud está determinada por una diferencia de potencial eléctrico (diferencia de carga) y cuyo sentido apunta hacia la dirección positiva de la propagación. Dado que esto varía en función del tiempo, cada punto tendrá un vector diferente en cada instante. Es el estudio de la dinámica del proceso el que proporcionará la idea del flujo eléctrico cardíaco, ya sea en un sentido u otro.

Por convención, cuando un electrodo positivo "observa" un frente de despolarización positivo acercándose, se produce una deflexión positiva en el ECG; si "observa" el frente de despolarización positivo alejándose, inscribirá una deflexión negativa. En un intervalo de tiempo determinado, si el electrodo positivo "ve" acercarse y alejarse el frente positivo de despolarización en igual magnitud, inscribirá entonces una deflexión isodifásica en el papel del ECG, o difásica para magnitudes diferentes. Aunque resulta útil pensar de esta manera, hay que tener en cuenta que los vectores no se mueven realmente, sino que varían su magnitud, dirección y sentido en cada punto, y en cada instante.

Imaginemos: Si en cada instante de tiempo tomamos un "fotograma" del sistema, podríamos armar una "película" de la actividad eléctrica cardíaca y, tal vez, "veríamos" vectores moviéndose en el espacio. Veamos la Fig.I.15.

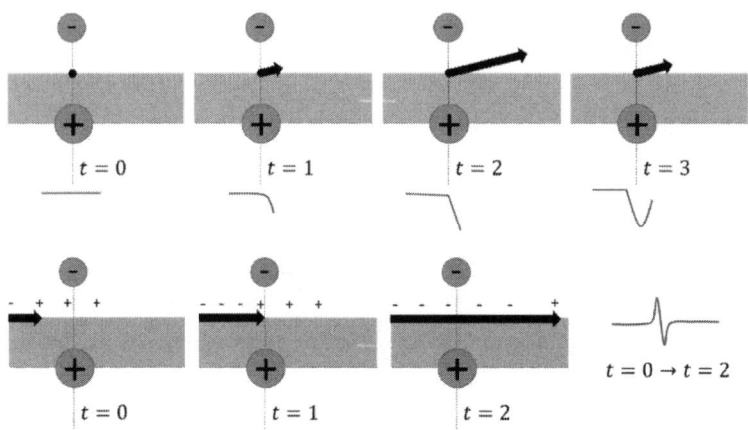

Figura I.15. Arriba: El electrodo explorador (+) mide el punto negro mientras pasa el tiempo *t*, desde *t=0*→*t=3*. Así, "ve" alejarse la punta del vector y se inscribe en el ECG una onda negativa. Abajo: El electrodo (+) hará que se inscriba una línea isoeléctrica hasta detectar algún vector (algún dipolo). En *t=0* se detecta el dipolo y se inscribe una línea positiva, pues el electrodo ve acercarse el vector al punto central, tocará entonces la línea isoeléctrica en *t=1*, momento en que el electrodo medirá la misma cantidad de carga negativa que positiva en su hemicampo positivo. En *t=2*, el electrodo verá alejarse el vector, o sea, comenzará por medir una diferencia de potencial cada vez mayor, pero esta vez, a expensas de carga negativa; se inscribirá entonces una deflexión negativa. No obstante, sin otra derivación, no podríamos determinar si el acercamiento es desde la derecha o desde la izquierda.

Centrarnos en un vector con origen fijado en el punto central del Sistema Hexaxial de Bailey permite modelar bastante bien el comportamiento de las ondas electrocardiográficas. De hecho, en la literatura tradicional, se utiliza este modelo para deducir las mediciones vectoriales desde el punto de vista de las derivaciones electrocardiográficas. También, este modelo ha funcionado en la construcción de los clásicos *vectorcardiogramas* (o *vectocardiogramas*), donde se utilizan curvas en las tres dimensiones del espacio, denominadas *bucles* (asas o lazos), que representan los sucesivos puntos por donde las puntas de los distintos vectores de actividad eléctrica cardíaca transitan.

Los vectorcardiogramas generan bucles utilizando como "punta de lápiz" las cabezas de los vectores cardíacos que representan las ondas P, QRS y T; con ciertas limitaciones, al no poder medir los tiempos de los típicos intervalos PR y QT electrocardiográficos. No obstante, permiten dilucidar las primeras componentes de las deflexiones difásicas, observando simplemente si el bucle se aproxima inicialmente y luego se aleja, o viceversa, hacia una derivación. En el caso de que el bucle se acerque primero a la derivación, la primera reflexión será positiva, y en el caso opuesto, negativa.

La vectorcardiografía no utiliza necesariamente las derivaciones del ECG convencional y el origen del vector no necesariamente coincide con el punto central del sistema hexaxial. Ahora bien, no es necesario preocuparse por los vectocardiogramas, pues en este libro y en la práctica clínica, nos centramos principalmente en los ECG. Esta información simplemente debe ser leída, al menos, una vez en la vida.

Capítulo II.
El corazón a nivel microscópico

II.1. HETEROGENEIDAD CELULAR DEL MIOCARDIO

Inicialmente se creía que los ventrículos cardíacos estaban constituidos únicamente por dos tipos de células: las células del Sistema de Conducción y los cardiomiocitos de contracción (células responsables de la contracción muscular). Se pensaba que el miocardio ventricular era homogéneo en cuanto a sus propiedades eléctricas. Sin embargo, posteriormente se descubrió que está compuesto realmente por tres tipos celulares distintos (Véase Fig.II.1):

Células epicárdicas: Localizadas en el miocardio cercano al epicardio, es decir, en el subepicardio.

- *Células M*: Presentes en la porción media del miocardio.
- *Células endocárdicas*: Ubicadas más cerca del endocardio, en el subendocardio.

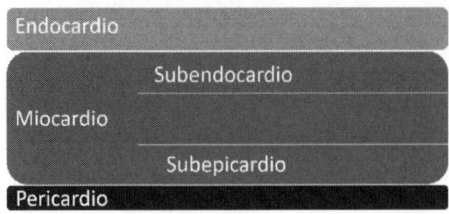

Figura II.1. Subdivisiones del miocardio. Se representan las subdivisiones subendocardio y subepicardio.

Estas disparidades en la composición celular del miocardio ocasionan variaciones en el PA de una célula muscular entre el subendocardio y el subepicardio.

Ahora bien, el PA no es simplemente un fenómeno eléctrico: Es el fenómeno eléctrico determinante para facilitar la contracción muscular. Pero, ¿cómo se produce este acoplamiento excitación eléctrica - contracción muscular?

En el caso de una célula muscular cardíaca, la contracción se desencadena mediante la entrada de iones Ca^{2+} en el punto medio de la excitación eléctrica. Este proceso inicia movimientos específicos en el Sistema Troponinas-Tropomiosina, facilitando que las cabezas de miosina entren en contacto con la actina, desencadenando así la contracción de la fibra muscular.

Para permitir la entrada de iones de Ca^{2+} al interior celular, es necesario que ocurra una despolarización, seguida por una repolarización. En otras palabras, la célula debe perder su polaridad inicial (negativo dentro - positivo afuera) para posteriormente intentar recuperarla en una repolarización que desencadene la apertura de los canales de Ca^{2+}.

La despolarización marca la fase inicial del PA, iniciando con la fase 0, mientras que la entrada de Ca^{2+} se produce posteriormente, en la fase 2.

El PA consta de 5 fases, que van desde la fase 0 hasta la fase 4. A esta última fase la denominamos *Potencial de Membrana en Reposo* (PMR) (o Potencial de Membrana Diastólico) y representa la recuperación de la polarización celular normal, con un estado de negativo dentro y positivo fuera. La diferencia de voltaje entre estos compartimentos es de aproximadamente 90 mV. Por convención, afirmamos que la diferencia de voltaje es -90 mV para indicar que el interior celular es negativo.

II.2. POTENCIAL DE ACCIÓN DEL CARDIOMIOCITO DE TRABAJO

La primera fase del PA en los cardiomiocitos que experimentan contracción se denomina *fase 0*. Esta fase está determinada por la rápida despolarización de la célula cardíaca debido a la apertura de canales rápidos de Na^+ dependientes de voltaje. Este proceso es lógico, pues la mejor manera de eliminar la negatividad intracelular es introducir "algo" positivo que esté abundante fuera de la célula. De esta manera, la entrada de ese elemento positivo se favorecerá. El ion Na^+ sin dudas se presenta como una excelente opción para este propósito.

Si la diferencia de voltaje a ambos lados de la membrana (resumida como *potencial*) se mantiene cerca de -90 mV, los canales permanecerán cerrados. Estarán en este estado hasta que el potencial alcance un umbral específico, momento en el cual se abren simultáneamente.

Se conoce que a través de uniones Gap[21], gradualmente, iones Na^+ ingresan al interior de las células desde las células contiguas, generando un aumento progresivo en el potencial. Cuando

---

[21] Uniones Gap: Conductos construidos con proteínas denominadas *conexinas*, que conectan a las células contiguas y favorecen el intercambio de sustancias. Es mediante estas uniones que se produce la propagación del PA de una célula hacia las células vecinas. Actualmente se plantea la colocalización de las uniones Gap con los canales de Na^+.

este se acerca a -60 mV, se abren los canales rápidos de Na$^+$. La entrada masiva de Na$^+$ a través de estos canales supera el punto de despolarización (0 mV), llegando a aproximadamente +30 mV. En este momento, se inicia la *fase 1* del PA: el comienzo de la repolarización.

En la fase 1, los canales rápidos de Na$^+$ dependientes de voltaje se inactivan, y se activa la salida rápida de K$^+$, aunque esta salida concluye casi de inmediato[22]. La corriente de K$^+$ en la fase 1 es rápida y transitoria. Esta fase representa el comienzo del esfuerzo por restablecer el potencial negativo celular a la normalidad, expulsando cargas positivas. La apertura de los canales de K$^+$ resulta particularmente acertada, dado que el K$^+$ es el ion positivo más abundante en el espacio intracelular. La célula adopta esta "estrategia inteligente" para facilitar la salida de K$^+$ y favorecer la restauración de un estado más negativo.

La fase 1 del PA está dominada por canales de K$^+$ que producen corrientes de potasio denominadas I_{TO1}[23]. Estas corrientes reducen nuevamente el potencial de membrana hasta valores despolarizados, aproximadamente 0 mV.

A partir de ahora, los canales de K$^+$ que producen corrientes I_{TO1} serán abreviados directamente como I_{TO} (o I_{KTO}); pues existen dos tipos: los I_{TO1} y los I_{TO2}, de los cuales, los I_{TO2} implican a una corriente selectiva de Cl$^-$ dependiente de Ca^{2+} que no será de interés en este libro.

La *fase 2* del PA se denomina *meseta* (o domo) y se desarrolla alrededor de los 0 mV, punto en el cual concluye la fase 1. Durante esta fase, la entrada de cantidades considerables de iones Ca^{2+} es equilibrada por la salida de cargas positivas, lo que resulta

---

[22] No es tan estricto: Hay corrientes de Na$^+$ que persisten después de la fase 0, y corrientes de K$^+$ de fase 1 activas antes de concluir la fase 0.

[23] I_{TO1}: La letra 'I' hace referencia a *corriente*, y la abreviatura TO hace referencia al inglés *transient outward*, que significa *transitoria hacia fuera*.

en una falta de variabilidad en el voltaje transmembrana. La corriente de Ca^{2+} (I_{Ca}) se produce a través de Canales de Calcio tipo L[24], I_{CaL}, los cuales comienzan a abrirse gradualmente a medida que el potencial se acerca a los -40 mV durante la despolarización y alcanzan su máximo flujo en esta fase 2.

Nótese que podemos denotar los canales utilizando la corriente que generan: I_{CaL}, I_{KTO}, etc.

Los I_{CaL} no es la única vía de entrada de Ca^{2+} a la célula en fase 2, también tenemos la vía del intercambiador Na^+/Ca^{2+} (corriente $I_{Na,Ca}$).

Sería útil añadir, con el propósito de evitar afirmaciones absolutas, que durante la meseta se mantiene una pequeña corriente de entrada de Na^+ debido a la actividad continua de ciertos canales de Na^+ de la fase 0. A esta corriente de Na^+ se le conoce como *Corriente Lenta de Na$^+$* y se representa como I_{NaL}. Nótese que un mismo canal puede generar diferentes tipos de corrientes.

En la fase 2, como mencionamos, se mantiene un equilibrio entre la entrada y salida de cargas positivas, de modo que no se produce una variación significativa en la curva del potencial. La salida de iones positivos se atribuye principalmente a corrientes de K^+ conocidas como *Rectificadoras[25] Externas Tardías*:

---

[24] La 'L' es por *larga* duración de su activación, pues se activan desde aproximadamente los -40 mV y permanecen así durante toda la fase 2. Se denotan I_{CaL} y participan en el acoplamiento excitación-contracción y en la actividad nodal. También existen, en menor medida (en condiciones normales), los de tipo T, I_{CaT}.

[25] La palabra *rectificadores* podría generar confusión si interpretamos, con sentido común, que rectificar implica devolver las cosas a su lugar. No obstante, esto no es así. Para comprenderlo a fondo, se proporcionará una explicación detallada más adelante. Por ahora, entendamos que esta *rectificación externa* se refiere a la salida de K^+, influenciada por el hecho de que el potencial de membrana se encuentra en valores despolarizantes, cercanos a 0 mV.

- I_{Kur}: De activación ultrarrápida[26],
- I_{Kr}: De activación rápida, y
- I_{Ks}: De activación lenta ('s' por *slow*).

La entrada de Ca^{2+} es imprescindible; este ion es esencial para la contracción de los cardiomiocitos. Durante la fase de meseta, el Ca^{2+} ingresa a la célula a través de I_{CaL}, y se une a los Receptores de Rianodina 2 (RyR2) ubicados en el retículo endoplasmático de la fibra muscular, también conocido como *retículo sarcoplásmico*. Esto desencadena la liberación secundaria de grandes cantidades de Ca^{2+} almacenadas en el retículo. El aumento del Ca^{2+} intracelular favorece la interacción del Ca^{2+} con la troponina C, marcando así el inicio del acoplamiento entre la excitación eléctrica y la contracción muscular cardíaca.

Un incremento excesivo en la concentración intracelular de Ca^{2+} funciona como el principal regulador de los I_{CaL}. Estos canales se cierran en pocos milisegundos tras la activación de los RyR2, previniendo de esta manera una elevación descontrolada de la concentración intracelular de Ca^{2+}.

II.2.1. BREVE REPASO DEL MECANISMO EXCITACIÓN-CONTRACCIÓN (LECTURA ELECTIVA)

El mecanismo de excitación-contracción representa el acoplamiento entre el PA y la contracción muscular, es decir, constituye una vía de transformación (transducción) de energía eléctrica en trabajo mecánico.

El PA se propaga a lo largo del sarcolema[27] hasta alcanzar los Túbulos T (o túbulos transversos), que son invaginaciones

---

[26] I_{Kur} se expresa casi exclusivamente en el miocardio auricular.
[27] Sarcolema: Membrana plasmática de la fibra (célula) muscular.

transversales de la membrana de la célula muscular que se extienden hasta lugares muy próximos al retículo sarcoplásmico. Estas invaginaciones ocurren a nivel de una porción específica de la sarcómera[28] conocida como *discos Z*, donde se unen las actinas adyacentes y se mantiene la continuidad con la siguiente unidad de sarcómera. Por su parte, la continuidad y adhesión entre los cardiomiocitos de contracción se realiza mediante los discos intercalados, que contienen uniones Gap y se disponen también en las regiones de los discos Z. Lógicamente, estos últimos discos Z se disponen en los extremos del sarcolema.

En la superficie de los túbulos T se encuentran los Receptores de Dihidropiridinas, DHPR (del inglés: *dihydropyridine receptors*), que son, en realidad, los mencionados canales I_{CaL}. Estos canales son sensibles a las dihidropiridinas, una subserie de fármacos conocidos como *Bloqueadores de Canales de Calcio*, como el nifedipino, amlodipino, entre otros.

Hemos expuesto previamente que la entrada de Ca^{2+} a través de los DHPR activa los Receptores de Rianodina, RyR (del inglés: *ryanodine receptors*), en el retículo. Sin embargo, mencionamos que estos receptores específicamente son los RyR2. ¿Por qué esta especificidad? Bueno, existen tres tipos de RyR que difieren en su expresión en tejidos particulares: RyR1, presente en el músculo esquelético; RyR2, predominante en el músculo cardíaco ventricular, y RyR3, ubicuo pero con una expresión más destacada en el tejido cerebral.

RyR1, presente en el músculo esquelético, se acopla físicamente al DHPR, que se encuentra muy cercano gracias a los túbulos T. Una vez activado, el DHPR transmite cambios conformacionales (modificaciones en la estructura tridimensional) directamente a RyR1. Por otro lado, RyR2 se activa mediante un

---

[28] Sarcómera: Unidad funcional y estructural del músculo estriado.

fenómeno ligeramente diferente, conocido como *liberación de calcio inducida por calcio* (*calcium-induced calcium release*).

El fenómeno de liberación de calcio inducida por calcio hace referencia al hecho de que el Ca^{2+} que entra a través del DHPR y el que sale por la vía del RyR2 tiene la capacidad de activar otros RyR2 y amplificar la liberación de Ca^{2+} desde el retículo sarcoplásmico.

El incremento en la concentración de Ca^{2+} dentro de la fibra muscular facilita la llegada de más Ca^{2+} a los sitios de unión al calcio de la troponina C. Esto neutraliza el bloqueo que la tropomiosina ejerce sobre los sitios de unión a la miosina presentes en los filamentos de actina. De esta manera, las cabezas de miosina pueden entrar en contacto con los sitios de unión a la miosina en los filamentos de actina, favoreciendo el acortamiento de la sarcómera. En última instancia, este proceso no es otra cosa que la contracción muscular a nivel molecular.

Después de completada la contracción, es necesario eliminar el exceso de Ca^{2+} en el citoplasma de la fibra muscular. La vía principal para la eliminación de Ca^{2+} implica la acción de la enzima SERCA (del inglés: *sarcoendoplasmic reticulum calcium ATPase*), una ATPasa que retira el Ca^{2+} del sarcoplasma y lo reintroduce en el retículo sarcoplásmico en contra de la disipación de su gradiente de concentración. Así, en ausencia de Ca^{2+}, la troponina C favorece nuevamente el bloqueo de la tropomiosina sobre los sitios de unión a la miosina en la actina, facilitando la relajación muscular.

II.2.2. FASE 3. CANALES DE POTASIO DE FASE 3

En la *fase 3* del PA, se produce una repolarización muy rápida de la célula. Por este motivo, a esta fase se le denomina *fase de repolarización rápida*.

Para llevar a cabo la repolarización rápida, se cierran los canales de Ca^{2+}, al mismo tiempo que permanecen abiertos los canales de K^+ que generaban las corrientes rectificadoras tardías rápidas (I_{Kr}) y lentas (I_{Ks}) de las fases anteriores. En esta etapa ya no hay canales activos de Na^+. Como resultado, se tiende a hacer cada vez más negativo el PA. No obstante, este proceso no es suficiente y requiere reforzarse aún más mediante la apertura de otros canales rápidos de K^+.

La fase 3 se caracteriza por las siguientes corrientes de K^+:

- I_{K1}: Esta es una *corriente rectificadora interna* de K^+. A niveles de potenciales negativos de reposo y ligeramente superiores, desencadena una corriente saliente de K^+ que auxilia la repolarización, y a potenciales más negativos que el reposo, en condiciones de hiperpolarización, facilita el paso opuesto (corriente entrante de K^+). Durante la fase 3, predominan las corrientes salientes de K^+ hasta alcanzar un potencial suficientemente negativo como para invertir el proceso.

  En el rango de la despolarización (0 mV, fase de meseta), los canales con rectificación interna están completamente cerrados. Estos canales se abren una vez que el potencial de membrana disminuye por debajo de los -20 mV, donde desencadenarán corrientes salientes de K^+ hasta tanto no se alcance la hiperpolarización.

  En la rectificación externa (I_{Kur}, I_{Kr} e I_{Ks}), el comportamiento es diferente: A potenciales despolarizantes, los canales se abren, favoreciendo corrientes de salida del ion.

- I_{KATP} (mediada por canales KATP): Recordemos que estas son corrientes inhibidas por las concentraciones fisiológicas intracelulares de ATP y que se activan a niveles bajos de ATP. Esta es una manera eficiente de regular el PA en función de las condiciones del metabolismo energético.

- I_{KACh}: Son corrientes activadas por acetilcolina (ACh).
- I_{KAdo}: Son corrientes activadas por adenosina (Ado).

Las últimas dos corrientes (I_{KACh} e I_{KAdo}) se generan a través de Receptores Acoplados a Proteína G, sobre los cuales hablaremos detalladamente más adelante.

Desde la fase 0 hasta la fase 3, no es posible despolarizar nuevamente a la célula. Esto es lógico, pues las condiciones iónicas y los canales involucrados no lo permitirían. Este fenómeno se conoce como *período refractario absoluto*. Durante este período, no es posible iniciar un nuevo PA debido a que los canales que generan las corrientes rápidas de Na^+ no estarán disponibles, y las condiciones de concentración intracelular y extracelular de iones tampoco serán favorables. La función principal del período refractario es sincronizar adecuadamente la mecánica cardíaca de sístole y diástole, asegurando así el tiempo suficiente para el llenado ventricular.

La próxima y última fase del PA (*fase 4*) es la recuperación del PMR. Durante esta etapa, la célula se encuentra repolarizada, es decir, ha vuelto a polarizarse. Sin embargo, surge un problema: la polarización se ha logrado a expensas de invertir las concentraciones basales de Na^+ y K^+ a ambos lados de la membrana. Dentro de la célula, al final de la fase 3, hay mucho Na^+ y poco K^+. Para corregir esto, entra en juego la Bomba Na^+/K^+ ATPasa, encargada de devolver el Na^+ al espacio extracelular e incorporar nuevamente el K^+ al medio intracelular, extrayendo $3Na^+$ por cada $2K^+$ que introduce.

El desigual movimiento de cargas por la bomba desplaza levemente el potencial de membrana celular por debajo de su valor de reposo, es decir, la célula se hiperpolariza, pero esto dura poco, pues consecutivamente comienza a entrar Na^+ de modo gradual mediante uniones Gap, y se reinicia nuevamente el ciclo.

Consulte el diagrama resumen de todas las fases en la próxima figura:

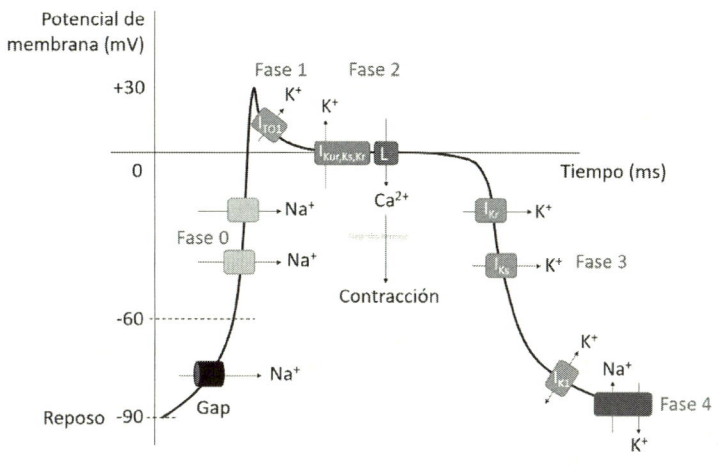

Figura II.2. Diagrama del PA del cardiomiocito de contracción, donde se han hecho explícito los canales principales.

La recuperación de la excitabilidad celular en los cardiomiocitos contráctiles requiere la finalización de la fase 3 del PA, no por el tiempo que lleva llegar a ese punto, sino por el voltaje alcanzado en ese nivel: es voltaje dependiente, no tiempo dependiente. Las células nodales, automáticas, sí se excitan de manera dependiente del tiempo. Después del periodo refractario absoluto, pero antes de que la fase 3 concluya totalmente, existe una fase denominada *de potenciales locales*. En esta fase, algunas células se excitan de manera paroxística pero no conducen. Por lo tanto, se ha definido un nuevo periodo que es la suma del periodo refractario absoluto y la fase de potenciales locales, conocido como *periodo refractario efectivo*. Por otra parte, el *periodo refractario relativo* ocurre al finalizar la fase 3, permitiendo la excitación y propagación del impulso, aunque se requieren estímulos significativamente superiores al umbral habitual.

II.2.2.1. CANALES ACOPLADOS A PROTEÍNA G (LECTURA ELECTIVA)

Las corrientes I_{KACh} e I_{KAdo} se generan mediante receptores acoplados a proteína G; por lo tanto, podría resultar de interés una breve explicación al respecto.

Los canales de K^+ que se regulan mediante proteínas G poseen rectificación interna y se conocen en la literatura científica como GIRK (del inglés: *G-protein inward-rectifier regulated potassium channels*). Estos canales "perciben" la influencia de la acetilcolina o la adenosina a través de los efectos de la proteína G, compuesta por tres subunidades diferentes: α, β y γ, la cual se acopla a Receptores Acoplados a Proteína G (RAPG).

Una proteína G *no activa* es simplemente el heterotrímero αβγ. La subunidad α tiene unida guanosín difosfato (GDP) y posee actividad enzimática de GTPasa; de ahí el nombre de proteína G. Cuando un ligando (por ejemplo: acetilcolina o adenosina) se une a un RAPG, este interactúa con la proteína G en la parte interna de la membrana plasmática, generando el intercambio de GDP por GTP. En este punto, se considera que la proteína G está *activa*.

La activación de la proteína G provoca la pérdida de afinidad de la subunidad α por la subunidad βγ, permitiendo que tanto α como βγ se desplacen por la cara interna de la membrana para activar otras proteínas.

El receptor muscarínico M2 (presente en tejido cardíaco) es un RAPG, específicamente acoplado a la proteína $G_{i/o}$. Este receptor induce varios efectos celulares, incluida la inhibición de la adenil-ciclasa (la cual sintetiza adenosín monofosfato cíclico, AMPc), la activación de canales de Ca^{2+} sensibles a voltaje, y la activación de los canales GIRK mediada por βγ, responsables de generar las corrientes I_{KACh} e I_{KAdo}. El canal que genera corrientes I_{KACh} actúa durante la fase 4 del PA.

La acetilcolina, liberada por el nervio vago, de aferencia parasimpática, desencadena la hiperpolarización de las células marcapaso (como el NS, por ejemplo) al incrementar la permeabilidad (conductancia) de los canales I_{KACh}. Además, estas células marcapaso experimentan, también debido a la acetilcolina, una disminución en la entrada de Ca^{2+} a través de los canales I_{CaL} (que despolarizan este tipo de células) y una reducción en las corrientes de cationes conocidas como corrientes I_f (*I-funny*[29]). Estas últimas son corrientes terminales (fase 4) en el PA de las células marcapaso y conducen nuevamente a la célula a su umbral de despolarización desde estados hiperpolarizados. Este conjunto de efectos contribuye a la regulación de la frecuencia cardíaca, pues la hiperpolarización y la reducción en la entrada de Ca^{2+} actúan para disminuir el automatismo y la excitabilidad; luego, reducen la frecuencia y conducción de los PA cardíacos.

Las catecolaminas, mediadores de la actividad simpática, tienen el efecto contrario: incrementan la frecuencia cardíaca al aumentar la permeabilidad a la corriente de Ca^{2+} tipo L y las corrientes I_f.

II.2.2.2. RECTIFICACIÓN INTERNA Y CANALES DE POTASIO CON RECTIFICACIÓN INTERNA (LECTURA MUY ELECTIVA)

(Si decides abordarlo en una segunda lectura del libro, todo quedará claro. Si esta es tu segunda lectura: ¡Bienvenido!)

Los canales de iones dependientes de voltaje son proteínas transmembrana que forman poros para facilitar el paso selectivo de iones entre los compartimentos intracelular y extracelular.

---

[29] Los canales que producen las corrientes I_f pertenecen a la familia de Canales Activados por Hiperpolarización, HCN (*Hyperpolarization-activated Cyclic Nucleotide-gated*).

Estos canales se activan (se abren) en función de la variación del potencial eléctrico de su entorno (voltaje).

Un ion no puede atravesar la membrana sin la presencia de un canal, por lo que existen canales selectivos para cada tipo de ion. Así, tenemos canales de Na^+, K^+, Ca^{2+}, y Cl^-. Sin embargo, en circunstancias reducidas, las dimensiones y la carga del ión pueden "engañar" al canal, permitiendo el paso de iones similares. Esta situación es excepcional, pues existen mecanismos moleculares que funcionan como "barreras" para prevenir tal eventualidad.

La razón por la cual el canal de K^+ normalmente impide la entrada de Na^+ (de menor tamaño) radica en la presencia de un *filtro de selectividad* en el poro del canal. Tanto el Na^+ como el K^+ se encuentran solvatados con moléculas de agua en medio acuoso. Cuando ambos iones ingresan al canal, la interacción H_2O-K^+ (o H_2O-Na^+) se reemplaza por la interacción K^+-grupos carbonilo[30] (o Na^+-carbonilo) de los residuos de aminoácidos presentes en la proteína. Dentro del canal de K^+, la interacción Na^+-carbonilo resulta ineficiente para el Na^+, que queda espacialmente limitado dentro del canal debido a su menor arreglo.

Cuando un canal se abre, es común que el ion específico ingrese en dirección a la disipación de su gradiente electroquímico. Podemos pensar un canal de este tipo como una caja con *dos aberturas, una puerta* que cierra una de las aberturas y *un sensor* de voltaje. Los Canales de K^+ Activados por Voltaje se ajustan a esta descripción; constituyen una subclasificación de los canales de K^+. Su función en el PA cardíaco radica en restaurar a una célula despolarizada a su estado de PMR mediante corrientes de salida[31], las cuales vuelven más negativo el medio intracelular.

---

[30] Grupo carbonilo: X-(C=O)-Y.

[31] Cuando hablamos de *corrientes de salida* y *corrientes de entrada*, es una convención asumir que lo que se desplaza son cargas positivas en las direcciones correspondientes. En este contexto, durante la corriente de salida, el medio intracelular tiende a volverse más negativo, mientras que en la

Los canales de K$^+$ rectificadores internos, Kir, facilitan el transporte de iones K$^+$ en función del estado de polaridad celular. En situaciones de hiperpolarización (potenciales de membrana por debajo del nivel del PMR), los Kir se abren, contribuyendo a restaurar el potencial a sus valores de reposo mediante corrientes de entrada, y en presencia de valores despolarizantes (cercanos a cero), estos canales se cierran. En el punto medio entre la despolarización y la hiperpolarización, estos canales generan corrientes salientes de K$^+$, lo que facilita la repolarización. Como veremos en breve, lo que realmente determina el sentido de la corriente es la relación entre el Potencial de Equilibrio Electroquímico (PEE) para el K$^+$ (que si esta es tu segunda lectura del libro, sabrás qué es) y el PMR. Pero, avancemos paso a paso.

Lo primero que debemos evitar es la confusión entre los canales Kir y los canales de K$^+$ rectificadores externos tardíos, responsables de la repolarización de la célula cardíaca en fase 2. Estos últimos muestran corrientes de salida en voltajes despolarizantes, lo que significa que no tienen rectificación interna. Debido a sus corrientes en estados de despolarización, se clasifican como canales de *rectificación externa*. Aunque pueda resultar sorprendente, fueron los primeros en ser descritos y considerados como "normales". La rectificación interna, por otro lado, se identificó como un proceso posterior "extraño" o "anómalo".

En 1949, *Bernard Katz* fue el primero en describir una corriente "anómala" de K$^+$ en el músculo esquelético. Esta corriente mostraba un aumento a potenciales de membrana cada vez más negativos en comparación con el PEE de K$^+$ y disminuía con la tendencia a la despolarización de la membrana. Este fenómeno,

corriente de entrada, se vuelve más positivo. Sin embargo, para una carga negativa, como el Cl$^-$, es necesario considerar lo siguiente: Si la corriente de salida de Cl$^-$ es aquella que torna más negativo el medio intracelular, entonces una corriente de salida de Cl$^-$ implicará el ingreso de iones Cl$^-$ a la célula.

independientemente de si la corriente de K^+ era saliente o entrante, representaba un efecto nunca antes observado. Posteriormente, se descubrió que este mismo comportamiento estaba presente en el músculo cardíaco.

Fue necesario esperar décadas para obtener una comprensión más profunda de estas corrientes y para desentrañar la estructura y función de los canales iónicos asociados.

II.2.2.2.1. DEFINICIÓN EXACTA DE RECTIFICACIÓN INTERNA

Si así lo deseamos, podemos concebir los canales iónicos como resistencias eléctricas[32] ubicadas en la membrana, a través de las cuales se produce el intercambio de cargas eléctricas entre el espacio extracelular y el intracelular.

En el caso de resistencias constantes, la *Ley de Ohm* (Intensidad=Voltaje/Resistencia, I=V/R), describe un comportamiento lineal y directamente proporcional entre la intensidad de corriente y el voltaje aplicado (I=kV, k es una constante con valor 1/R). No obstante, este patrón no siempre se observa en todos los canales iónicos; en ocasiones se describen relaciones experimentales no lineales. En algunos casos, a medida que los voltajes se acercan a la despolarización (Voltaje = 0), la intensidad de corriente disminuye. Esta disminución comienza a partir de valores cercanos a -60 mV, y a voltajes superiores a -20 mV, la intensidad de corriente es prácticamente nula. Si representamos gráficamente la función intensidad-voltaje (Fig.II.3), observaremos, para este último caso, una curva que decrece en cada punto a partir de los -60 mV. Esta parte decreciente de la función se denomina *pendiente negativa*[33].

---

[32] Resistencia eléctrica: Sistema físico que se opone al flujo de cargas.

[33] Pendiente negativa: Se refiere a que la pendiente de la recta tangente en cada punto de la curva, para valores superiores a -60 mV, es negativa. De

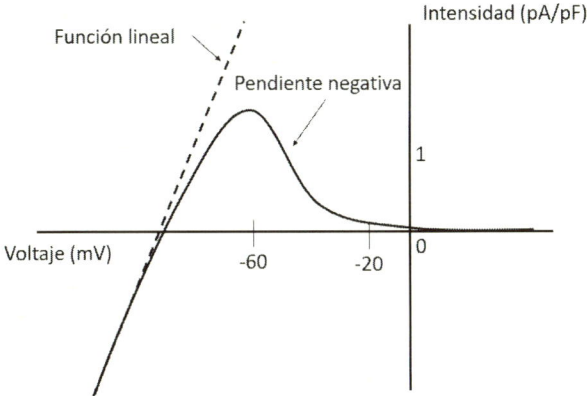

Figura II.3. Representación de la función intensidad-voltaje para los casos lineal y no lineal.

En la Fig.II.3, la intensidad de corriente se presenta en unidades de picoamperios por picofaradios (pA/pF). Es posible que esta expresión cause confusión, especialmente si estás familiarizado con la medición convencional de la intensidad en amperios. La razón detrás de esta notación es proporcionar una medida normalizada que tenga en cuenta la capacitancia celular.

La *capacitancia celular* (en faradios) refleja la capacidad de de la célula de almacenar carga eléctrica a ambos lados de la membrana. Al dividir la intensidad de corriente (en amperios) por la capacitancia, se obtiene una medida relativa que permite comparar y entender mejor las corrientes en células con diferentes tamaños y características eléctricas.

En el campo de la electrofisiología celular, se procede a cuantificar la corriente que atraviesa un canal iónico al aplicar un voltaje a la membrana celular. La magnitud de la corriente iónica a través del canal se encuentra condicionada por la concentración de iones y la conductancia del propio canal. La conductancia, deno-

---

manera más técnica, esto implica que la primera derivada de la función toma valores negativos en cada punto de esa región.

tada G, se mide en siemens (S) y guarda una relación inversa con la resistencia eléctrica según la ecuación G=1/R. Este parámetro resulta fundamental en la electrofisiología, pues influye en el flujo de iones a través de los canales iónicos y, por tanto, en la respuesta de la membrana celular a cambios en el potencial eléctrico.

Con el propósito de lograr una descripción más precisa de la corriente iónica, se procede a normalizar dicha magnitud teniendo en cuenta la superficie celular. Esta normalización resulta en una conductancia específica expresada en unidades de siemens por metro cuadrado (S/m^2). No obstante, es común utilizar la unidad de pico-siemens por milímetro cuadrado (pS/mm^2) al expresar la conductancia específica, facilitando de esta manera los cálculos y la interpretación de resultados en el ámbito de la electrofisiología celular, donde manipulamos magnitudes muy pequeñas. La corriente iónica que atraviesa un canal también está influenciada por el potencial de membrana, una medida comúnmente expresada en milivoltios (mV).

De acuerdo con la Ley de Ohm (I=V/R), obtenemos I=V·G. Considerando que la conductancia se expresa de manera más adecuada en pS/mm^2 y el voltaje en mV. En consecuencia, notando que trabajamos con dimensiones muy pequeñas, la corriente iónica se presentará típicamente en unidades de pA. El picoamperio cuantifica la cantidad de carga eléctrica que fluye a través del canal en cada segundo y, si se prefiere, por mm^2 de membrana.

Para una descripción más precisa de la corriente iónica, se procede a normalizarla dividiéndola por la capacitancia de la membrana celular medida en pF. La capacitancia de la membrana está relacionada, de un modo más técnico, con la cantidad de carga necesaria para cambiar el potencial de la membrana en una unidad de voltio. Un faradio representa, análogamente, la capacitancia de la membrana cuando, con una diferencia de potencial eléctrico de

1 V en ambos lados, almacena 1 culombio[34] (1 C) de carga eléctrica. En términos de unidades de medida, se expresa como C/V. En otras palabras, el faradio es la cantidad de carga eléctrica que la membrana celular "almacena" por unidad de voltio.

En un momento dado, cada membrana tiene una capacitancia específica. Así, podemos utilizar la relación pA/pF para describir la intensidad de corriente iónica que atraviesa un canal iónico en la membrana celular sin perder el concepto de "intensidad de corriente". La interpretación de pA/pF es la cantidad de carga (en coulombios) que fluye a través de la membrana cada segundo, normalizada por la cantidad de carga eléctrica almacenada por cada voltio de diferencia de potencial. Esta relación nos proporciona la capacidad de comparar la actividad de canales iónicos en diversas células y condiciones experimentales, pues, como habíamos mencionado, cada membrana tiene su propia capacitancia en diferentes momentos y condiciones.

Después de esta explicación detallada pero necesaria, continuemos. Habíamos dejado nuestro análisis en la sección de "pendiente negativa".

Sin más preámbulos, definimos la *Rectificación Interna* como la disminución en pendiente negativa de la intensidad de corriente en función del voltaje, es decir, como la relación no lineal entre intensidad y voltaje. Esta no linealidad implica que los canales favorezcan las corrientes en una dirección específica y, en algunos casos, puedan incluso alterar la dirección del flujo iónico dependiendo del potencial.

Se ha comprobado que los canales de K^+ que muestran este comportamiento no lineal, rectificación interna, generan corrientes de entrada significativas a potenciales inferiores al Potencial Electroquímico de Equilibrio para el K^+. Incluso, estos canales pueden invertir su dirección, generando corrientes sa-

---

[34] 1 C = 6.2×10^{18} veces la carga de un electrón/protón.

lientes a potenciales superiores al Potencial Electroquímico de Equilibrio para el K^+. A medida que los potenciales se vuelven más positivos, la magnitud de la corriente generada disminuye gradualmente, alcanzando niveles prácticamente nulos cerca de la despolarización.

La palabra "rectificadores" está directamente relacionada con la cualidad de "sentido único". Este término alude a los diodos rectificadores de la electrónica, los cuales permiten el paso de electrones en una única dirección. En consecuencia, la rectificación biológica es comprendida como una propiedad de ciertos canales iónicos que alteran su conductancia de manera asimétrica, favoreciendo un sentido sobre el otro.

II.2.2.2.2. CANALES DE POTASIO CON RECTIFICACIÓN INTERNA

La comprensión de los canales rectificadores es fundamental para adquirir un razonamiento preciso de la fisiología y patología cardíacas. Poseer este conocimiento es básico para interpretar adecuadamente la literatura científica y evitar llegar a conclusiones mal fundamentadas.

El mecanismo molecular subyacente a la rectificación interna en condiciones de despolarización implica el bloqueo, dependiente del voltaje, del poro interno del canal Kir por iones Mg^{2+} y de un conjunto de cationes orgánicos intracelulares de origen endógeno conocidos como *poliaminas*. Ejemplos de estas poliaminas son la espermina, la espermidina y la putrescina. La presencia de poliaminas intracelulares obstruye la compuerta interna del canal, inhibiendo la corriente de salida de K^+.

En el músculo cardíaco, nos centramos principalmente en tres tipos de corrientes rectificadoras Kir:

- I_{K1} (Kir2.1-2.4): Constantemente activa y de mayor amplitud a nivel ventricular.

- I_{ACh} (Kir3.1 y Kir3.4): Activada por acetilcolina y de mayor amplitud a nivel auricular. Regula la frecuencia cardíaca mediante la actividad vagal.
- I_{KATP} (Kir6.1 y Kir6.2): Bloqueada por niveles fisiológicos de ATP intracelular, lo que hace que el PA dependa del metabolismo celular.

Dentro de la familia Kir, los canales Kir2 y Kir3 en el músculo cardíaco son destacados rectificadores internos. Para entender esta notación, basta considerar que las subfamilias de estos canales se identifican mediante un número separado por un punto, siguiendo la secuencia en la que fueron descubiertos; por ejemplo: Kir2.5, Kir3.5.

Los canales Kir anulan su conductancia con la despolarización de la membrana; por tanto, no deberían contribuir en absoluto durante la fase 2 del PA cardíaco, momento en el cual la polaridad de la membrana es casi nula. Así, este tipo de canales deben regular fases posteriores, como la fase 3 o el PMR. Ahondemos un poco más.

La máxima conductancia de los Kir ocurre a potenciales de membrana muy negativos, disminuyendo a medida que se acercan al PEE del K^+ (Un poco más adelante, exploraremos qué es esto.). Durante la despolarización, el poro de selectividad del canal experimenta un bloqueo por el lado sarcoplasmático, causado por el Mg^{2+} intracelular o las poliaminas. Sin embargo, en repolarización, este bloqueo se remueve, permitiendo la salida de K^+ de la célula. También estos bloqueadores son eliminados del poro en caso de potenciales hiperpolarizados, pero la corriente de K^+ se invierte debido a modificaciones en la conformación del canal en estos potenciales.

En la mayoría de las situaciones fisiológicas, el potencial de membrana es más positivo que el PEE para el K^+, lo que resulta en corrientes salientes, hiperpolarizantes, de K^+. Los Kir, por tanto, conducirán una pequeña y constante corriente entrante hiperpolarizante en un intento de igualar los potenciales celulares con los PEE del K^+.

Por otro lado, los canales de K^+ que son sensibles al voltaje se abren durante la despolarización, permitiendo corrientes salientes de K^+, y permanecen cerrados cuando la membrana se repolariza completamente. Estos canales se inactivan por un mecanismo *rápido* y otro lento. La inactivación rápida se explica mediante un modelo intuitivo denominado "bola y cadena" (Véase próximamente Fig.II.6). Por el contrario, la inactivación lenta se debe a cambios conformacionales en el filtro de selectividad, inducidos por aumento en la concentración extracelular de K^+.

II.3. HETEROGENEIDAD ELÉCTRICA DEL MIOCARDIO

En la fase 1 del PA, donde desempeñan un papel fundamental los canales rápidos y transitorios que generan las corrientes I_{KTO} (recordar: I_{TO1}), se observa un comportamiento peculiar: La corriente I_{KTO} es principalmente subepicárdica y se presenta de manera muy limitada en el subendocardio. Esto se debe a una mayor expresión de canales I_{KTO} en las células del subepicardio en comparación con las células del subendocardio.

Si representamos la heterogeneidad en la expresión de estos canales de fase 1 en una gráfica, observaremos una imagen de "pico" pronunciado (o espiga) que genera una muesca en las regiones con mayor presencia de corrientes I_{KTO}. Por lo tanto, es lógico suponer que los PA subepicárdicos diferirán de los PA subendocárdicos. (Véase Fig.II.4)

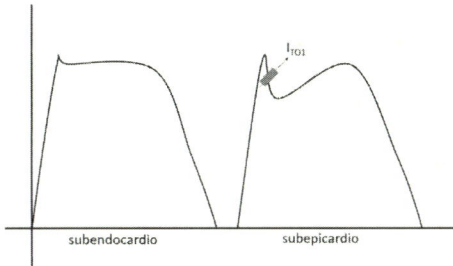

Figura II.4. PA en el músculo cardíaco para los tipos celulares célula endocárdica y célula epicárdica. Se observa claramente la presencia de una espiga en la fase 1 del PA de la célula epicárdica.

La espiga observada en la Fig.II.4 seguida de la pendiente ascendente en la fase 2, es conocida como morfología de "pico y domo" (*spike-and-dome*).

En experimentos con tejido ventricular canino, se ha observado que la activación de los canales de tipo I_{KTO} conduce a una prolongación de la duración del PA. Este hallazgo reviste importancia para futuros razonamientos. Por otro lado, en el subepicardio, que es donde principalmente encontramos los canales I_{KTO} (fundamentalmente en el VD), la acentuación de estas corrientes podría "decapitar" el domo que observamos en la fase 2 de la Fig. II.4. Esta pérdida del domo es la manifestación del "corte" del PA justo al inicio de la fase 2 por el exceso de las corrientes de salida I_{KTO} respecto a las corrientes entrantes de Ca^{2+}; pudiendo llegar a acortar hasta un 70% la duración del PA. En otras ocasiones, igualmente en otras regiones subepicárdicas, el PA podría completarse sin dificultad. Parece ser que la repolarización intra-subepicárdica ocurre como un fenómeno de "todo o nada": O se interrumpe en un punto específico o se completa por completo. Cuando se manifiesta esta heterogeneidad de los PA intra-subepicárdicos[35],

---

[35] Se plantea que este fenómeno podría ocurrir no solo intra-subepicárdico, sino también transmural, involucrando secciones de células M y subendocárdicas.

ya sea por motivos como la isquemia o el Síndrome de Brugada, puede ocurrir una conducción patológica desde las mesetas no afectadas hacia las mesetas decapitadas. Este fenómeno, conocido como *reentrada en fase 2*, tiene el potencial de desencadenar arritmias mortales.

Por otra parte, la activación de los canales que generan corrientes I_{KATP} o el bloqueo directo (por fármacos) en la entrada de Ca^{2+} también puede inducir el mismo mecanismo de reentrada mediante un aumento de las corrientes netas de salida. Esta observación probablemente sea más significativa en casos de activación no persistente de los canales KATP[36], pues hemos mencionado que la activación persistente de estos canales conlleva un aumento en el flujo de Ca^{2+} hacia el interior celular, contrarrestando así la probabilidad de producir, a largo plazo, arritmias mortales.

Al recordar los efectos parasimpáticos de la acetilcolina en las corrientes salientes de K^+ (las aumenta) y las entrantes de Ca^{2+} (las disminuye), podría inducirse la pérdida del domo de los PA en cualquier área inervada, lo que podría generar reentradas de fase 2 por efecto puramente vagal. Al mismo tiempo, los agonistas β-adrenérgicos tienen la capacidad de restablecer el domo mediante aumento de las corrientes de Ca^{2+}; lo mismo sucedería al bloquear las corrientes de I_{KTO}. Sería muy beneficioso contar con un fármaco selectivo que actuara bloqueando parcial y específicamente las corrientes I_{KTO} subepicárdicas, aunque aún hay trabajo pendiente en este sentido.

El lector curioso se preguntará qué sucede en las células M. En estas células también se encuentran corrientes I_{KTO} y, como

---

[36] Anteriormente, observamos y recordamos que los canales KATP están más activos a nivel subendocárdico que subepicárdico debido a las condiciones de isquemia fisiológicas. En este nivel, la disponibilidad de ATP se ve comprometida, además de por la menor perfusión sistólica, por una mayor densidad de células musculares y una menor densidad de mitocondrias.

resultado, sus PA presentan también espigas. Su característica distintiva es la prolongación desproporcionada de sus PA, la cual ocurre específicamente cuando perciben una disminución en la frecuencia con la que son estimuladas, afectando principalmente las fases 2 y 3. La prolongación del potencial se ha explicado mediante evidencia experimental: corrientes I_{Ks} de baja intensidad y corrientes tardías de Na^+ (I_{NaL}) y de intercambio Na^+/Ca^{2+} ($I_{Na,Ca}$) de altas intensidades.

Por otro lado, para aquellos interesados, es útil mencionar que el VD (especialmente en su tracto de salida), exhibe una mayor densidad de canales de corrientes I_{KTO} en comparación con el izquierdo.

El patrón histológico que caracteriza a los cardiomiocitos de contracción es su morfología larga y estrecha; debido a esto, su conducción es más lenta que la de las células especializadas en la conducción. Sin embargo, potenciado por la gran cantidad de discos intercalados, presentan una conducción de *fibra rápida*, es decir, tienen una duración de activación-inactivación menor de 1 ms, a diferencia de las fibras lentas.

Las fibras rápidas se encuentran en los músculos auricular y ventricular, en los tractos internodales y en el Sistema His-Purkinje (desde el Haz de His hasta la Red de Purkinje). Por otro lado, las denominadas *fibras lentas* se encuentran principalmente en el NS y NAV. Estas últimas se activan en menos de 5 ms y se inactivan entre 3 y 80 ms.

Si quisiéramos resumir los tipos de cardiomiocitos no contráctiles, tendríamos simplemente tres tipos celulares:

- Células P: Poseen escasa cantidad de discos intercalados y, por tanto, su conducción es lenta. Se ubican principalmente en el NS y la región proximal de la Zona Nodo-hisiana del NAV. Disminuyendo a partir del His.

- Células de transición: Tienen una conducción lenta y son células delgadas y largas que se disponen entre las células P, las células de Purkinje y las células contráctiles.
- Células de Purkinje: Presentan una conducción rápida, pues son células cortas y anchas con una gran cantidad de uniones mediante discos intercalados. Se distribuyen en el Sistema de Conducción desde el Haz de His, las ramas, los fascículos si corresponde, hasta la Red de Purkinje; aunque ya desde la Zona Nodo-hisiana del NAV comienza a existir un aumento de esta celularidad.

II.3.1. HETEROGENEIDAD ELÉCTRICA EN LA ISQUEMIA

Un Infarto Agudo de Miocardio (IAM) se presenta como un evento isquémico coronario agudo, y la isquemia coronaria induce modificaciones en el comportamiento del PA. Es así como se establecen las bases de las alteraciones que serán evidentes en un ECG patológico.

La isquemia incipiente induce un aumento en el PMR, llevándolo a niveles más cercanos al umbral de excitación, es decir, a valores menos negativos. Este fenómeno se ha demostrado experimentalmente. Así, la célula cardíaca experimenta una reducción en su polaridad, aproximándose a valores de -80 mV.

Es importante subrayar que estamos considerando una fase temprana de isquemia, donde los niveles de ATP apenas comienzan a disminuir. En este punto, no podemos decir que exista una activación persistente de los canales KATP. Recordemos que la activación sostenida de los canales KATP contribuye al retraso de la repolarización en el subendocardio, que es la región más afectada durante cualquier isquemia. La activación persistente de los KATP resulta en una hiperpolarización, contrario a lo expuesto en el párrafo anterior.

En la isquemia, la corriente de salida de K^+ ejerce un efecto muy marcado sobre el PA del subepicardio. Esta capa tiene por naturaleza una mayor densidad de canales de K^+ con corrientes I_{KTO}, pero en condiciones de isquemia, existe un incremento adicional en la expresión de estos canales.

La isquemia también conlleva a una reducción en la velocidad de ascenso de la fase 0 del PA, lo cual se debe al déficit de canales rápidos de Na^+, cuya expresión disminuye debido a la isquemia. Este fenómeno resulta en una bajada de la amplitud del PA, y por esto, el punto de inicio de la repolarización comenzará antes de alcanzar los +30 mV.

Tanto la reducción en la expresión de los canales de Na^+ como el aumento en la expresión de los canales I_{KTO} son hechos confirmados mediante experimentos con modelos de isquemia miocárdica.

En este punto, es importante matizar que en el tejido subepicárdico, la elevada expresión de canales con I_{KTO} debido a la isquemia mantenida podría resultar en una salida desproporcionada de K^+ durante la fase 1 del PA. Esta situación puede condicionar un entorno extracelular considerablemente más positivo, a expensas de K^+, en comparación con un tejido no isquémico en esta fase específica del PA. Por consiguiente, esto debería reflejarse de alguna manera en los registros electrocardiográficos.

En las fases posteriores del PA isquémico, específicamente en las fases 2 y 3, se ha observado una persistencia en la entrada de Na^+ a la célula, tanto por la prolongación de su estado abierto como por reaperturas. Se plantea la posibilidad de que esta persistencia esté influenciada por el déficit en la entrada de Na^+ durante la fase 0, generando una necesidad continuada de Na^+. Desde el punto de vista empírico, se justifica esta persistencia debido a la presencia de diversas sustancias liberadas por el miocardio isquémico, como el lactato, histamina, bradiquinina, adenosina, entre otras, que podrían influir en este fenómeno de algún modo.

La entrada tardía de Na$^+$ genera las conocidas corrientes tardías (o persistentes) de Na$^+$, I_{NaL}, durante la fase de meseta del potencial. Este fenómeno retarda el proceso de repolarización y prolonga los tiempos subsiguientes de despolarización. Al parecer, los canales que generan estas corrientes[37] están más expresados en el subendocardio que en el subepicardio, lo cual podría contribuir a una mayor susceptibilidad subendocárdica a la excitación en condiciones normales o de isquemia fisiológica. Esto, sumado al hecho de que la despolarización comienza en el subendocardio por la disposición anatómica del Sistema de Conducción, podría explicar el inicio precoz del PA subendocárdico en comparación con el subepicárdico. Sin embargo, dado que la isquemia disminuye la expresión de canales de Na$^+$, este razonamiento podría ser anulado, pues el subendocardio se verá más afectado por la isquemia. Por lo tanto, intentaremos abordar los canales de Na$^+$ solo como prolongadores del PA a través de corrientes I_{NaL}, y dejaremos la explicación del inicio precoz del PA subendocárdico al hecho anatómico de la disposición subendocárdica → subepicárdica del Sistema de Conducción.

Por otra parte, es conocido que la densidad de corrientes I_{Ks} e I_{Kr} es mayor en la región subepicárdica que en la región subendocárdica, lo cual favorece que el PA en el subepicardio sea más corto, concluyendo antes que en el subendocardio.

La disminución del metabolismo energético aeróbico, con la consecuente desviación hacia la ruta anaeróbica, promueve el aumento intracelular de H$^+$ y, por ende, la "acidosis intracelular". En este escenario, un intercambiador H$^+$/Na$^+$ de la membrana

---

[37] Recordemos y agreguemos: Son los mismos canales de Na$^+$ de fase 0, pero que permanecen activos en fase 2, constituyendo aproximadamente el 1% del total de los canales de Na$^+$ que han participado hasta ese punto. Es debido a esto que el Na$^+$ también contribuye a la prolongación de la repolarización y, por ende, del PA.

del cardiomiocito intensifica el efecto de la entrada neta de Na^+ hacia el interior celular. Además, en acidosis, el K^+ intracelular tendería a salir acompañando al lactato.

El aumento persistente del Na^+ al cardiomiocito de contracción explica porqué la célula no logra alcanzar PMR a niveles normales, sino que se alcanzan a niveles menos negativos. Además, tampoco se llega a los potenciales normales de despolarización, pues la repolarización tiende a comenzar antes de alcanzar los +30 mV debido a la lentitud e ineficiencia de la fase 0, causada por la disminución en la disponibilidad de canales rápidos de Na^+ de fase 0, debido a su baja expresión. Por lo tanto, los potenciales de membrana de las células isquémicas, en cualquier fase del PA, serán de un valor absoluto inferior a los potenciales de membrana de una célula normal.

En repetidas ocasiones hemos mencionado que la persistente carencia de ATP en el contexto de la isquemia propicia la salida de K^+ a través de los canales KATP, induciendo de este modo la hiperpolarización de la membrana. Recordemos que fenómeno presenta un límite, la actividad de la bomba Na^+/K^+ ATPasa, vital para restablecer las concentraciones intracelulares normales de Na^+ y K^+ en el PMR del cardiomiocito, se ve afectada por el persistente déficit de ATP y por la propia hiperpolarización. Debido a que esta bomba es electrogénica[38] y promueve la negatividad intracelular, podría ser beneficioso inhibirla para prevenir condiciones más hiperpolarizadas. No obstante, la reducción de su actividad sigue resultando en un aumento de K^+ extracelular y en la acumulación de Na^+ intracelular.

El incremento intracelular de Na^+, por cualquier vía, conlleva un aumento en la concentración intracelular de Ca^{2+}. Normal-

---

[38] Electrogénica: La bomba de Na^+/K^+ ATPasa extrae tres iones Na^+ (positivos) por cada dos iones de K^+ (positivos) introducidos, generando así una disminución neta de una unidad de carga positiva intracelular.

mente, el intercambiador Na^+/Ca^{2+} facilita la entrada de tres iones Na^+ y la salida de un ion Ca^{2+}; pero en condiciones de isquemia, este proceso se invierte, permitiendo la salida de tres Na^+ y la entrada de un Ca^{2+}. Aunque esto favorecería la electronegatividad intracelular, la apertura de los canales I_{CaL} promueve la liberación de cantidades significativas de Ca^{2+} desde el retículo sarcoplásmico de manera instantánea. Esto, por un lado, induce un estado de contracción patológica de la fibra muscular y, por otro lado, afecta las cargas netas negativas en el lado interno del sarcolema. La hipocinesia (poca contractilidad) y acinesia (ausencia de contractilidad) miocárdicas pueden atribuirse, en parte, a este fenómeno de contracción patológica inducido por Ca^{2+}.

Para una visión general de lo mencionado anteriormente, consulte el siguiente esquema:

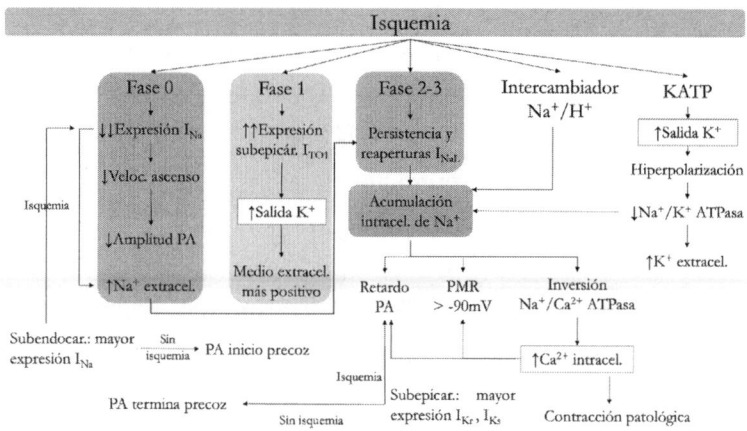

Esquema 2. Modificaciones iónicas en cada fase del ciclo cardíaco.

Repasemos algunos conceptos básicos sobre el movimiento de cargas a través de membranas. Cada ion en cada compartimento experimenta dos fuerzas que pueden ser representadas por flechas (vectores) que "guían" su movimiento a través de una membrana:

1. La difusión del ion en función de su concentración: Se produce desde regiones de mayor concentración hacia aquellas de menor concentración.
2. La difusión del ion en función de su carga: Ocurre en dirección hacia la región donde predomina la carga opuesta.

Al primero se le conoce como *potencial químico* y al segundo como *potencial eléctrico*. La suma de ambos se denomina *potencial electroquímico*. Por ejemplo, el Na^+ difundirá hacia el interior (negativo) siguiendo la dirección del potencial químico y eléctrico, mientras que el K^+ difundirá hacia el exterior porque el potencial químico (diferencia de concentración intracelular y extracelular) supera al potencial eléctrico (el K^+ tiende a mantenerse en el interior para compensar cargas), es decir, el potencial electroquímico apunta hacia afuera de la célula en el caso del K^+ y hacia el interior de la célula en el caso del Na^+ (Véase Fig.II.5).

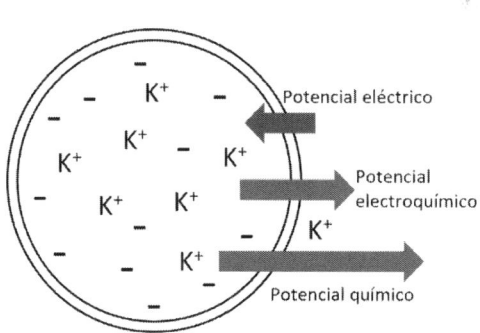

Figura II.5. Representación de los vectores de potencial eléctrico, químico y electroquímico para el K^+.

II.3.2. ECUACIONES DE NERNST Y DE GOLDMAN-HODGKIN-KATZ (LECTURA ELECTIVA)

Vamos a profundizar en las definiciones que acabamos de discutir, aportando un mayor nivel de detalle para comprender mejor los conceptos. Tomemos como ejemplo el ion K^+.

A medida que el K^+ se mueve fuera de la célula, el entorno intracelular se torna progresivamente más negativo. En consecuencia, el potencial químico disminuye (las concentraciones tienden a igualarse) al mismo tiempo que el potencial eléctrico aumenta en dirección opuesta (el espacio intracelular se vuelve aún más negativo). A medida que estas magnitudes se igualan, es decir, cuando el potencial eléctrico alcanza la misma magnitud que el potencial químico (cuando la atracción eléctrica hacia el interior es igual a la tendencia química de salir), se cancelan mutuamente y la difusión neta de K^+ cesa. En otras palabras, se produce una difusión en ambos sentidos de manera equitativa, resultando en un flujo neto igual a cero.

La fascinación de esto radica en la capacidad de prever en qué punto del potencial de membrana se logrará este equilibrio de flujo. Simplemente debemos resolver la brillante y sencilla *Ecuación de Nernst*, que podemos expresar, sin entrar en detalles precisos por ahora, de la siguiente manera:

$$P_{eq} = \pm 61 \log \frac{c_{ion_i}}{c_{ion_e}},$$

donde P_{eq}, es el PEE del ion; C_{ion_i}, es la concentración del ion en el espacio intracelular, y C_{ion_e}, es la concentración del ion en el espacio extracelular.

En la ecuación, se asigna el signo negativo para iones positivos y el signo positivo para iones negativos. Este convenio refleja la polaridad del potencial en relación con la carga del ion correspondiente.

En el caso del PEE del K⁺, $P_{eq_{K^+}}$, la Ecuación de Nernst se expresa como:

$$P_{eq} = \pm 61 \log \frac{C_{K^+}_i}{C_{K^+}_e}.$$

Si consideramos una concentración intracelular de K⁺ de 145 mEq/L y una concentración extracelular de 4 mEq/L, los cálculos serían:

$$P_{eq_{K+}} = -61 \log \frac{145 \text{ mEq/L}}{4 \text{ mEq/L}} = -94 \; mV.$$

Si aplicamos el mismo procedimiento al ion Na⁺, obtendríamos +65 mV, mientras que para el caso del ion Cl⁻, el resultado sería -90 mV.

Sin embargo, en una célula real no hay un solo ion difundiendo, ni las permeabilidades de la membrana para los iones son iguales. Por eso, debemos agradecer a *David E. Goldman*, *Alan Lloyd Hodgkin* y *Bernard Katz*, quienes nos proporcionaron una ecuación para el PEE total, es decir, donde el flujo neto de iones es cero. Goldman-Hodgkin-Katz nos brindaron la solución teórica para el valor del PMR, teniendo en cuenta los principales iones que difunden y las permeabilidades de la membrana para cada uno:

$$PMR = -61 \log \frac{C_{Na_i} \cdot P_{Na} + C_{K_i} \cdot P_K + C_{Cl_e} \cdot P_{Cl}}{C_{Na_e} \cdot P_{Na} + C_{K_e} \cdot P_K + C_{Cl_i} \cdot P_{Cl}},$$

donde PMR son las reiteradas siglas de Potencial de Membrana en Reposo, y P_x, es la permeabilidad de la membrana para un ion X arbitrario. El resto de la notación ya la conocemos. Esta es la *Ecuación de Goldman-Hodgkin-Katz* (abreviada como *Ecuación de Goldman*).

Al sustituir los valores para una célula humana estándar, obtenemos -86 mV. El lector curioso podría preguntarse: ¿No era el PMR -90 mV? Pues sí, la discrepancia entre el valor medido directamente en la célula con electrodos y el valor teórico proporcionado por la ecuación de Goldman se atribuye a la actividad electrogénica de la bomba de Na^+/K^+ ATPasa, que hace que el interior celular sea 4 mV más negativo.

II.3.3. CANALES DE SODIO DE FASE 0 (LECTURA ELECTIVA)

Es posible que los canales de Na^+ jueguen un papel en la heterogeneidad transmural, aunque se requieren más estudios para obtener conclusiones sólidas. En este libro, atribuimos y atribuiremos las diferencias transmurales entre el subepicardio y el subendocardio a las variaciones en la contribución de los canales I_{KTO} y a los KATP. Sin embargo, parece que pueda existir como norma general una inactivación de los canales de Na^+ subepicárdicos a voltajes alrededor de 8 mV más negativos respecto al subendocardio, incluso, una reactivación más lenta a nivel subepicárdico. Esto sugiere que las heterogeneidades transmurales de los canales de Na^+ pudiesen contribuir a la mayor depresión de la velocidad del potencial subepicárdico, lo que, a su vez, puede conducir al desarrollo de gradientes transmurales en repolarización.

Considerando la posibilidad de que en los próximos años puedan surgir nuevos datos sobre este tema, y teniendo en cuenta que los canales de Na^+ son protagonistas del PA de manera similar a los de K^+, es inevitable discutir brevemente algunos aspectos funcionales de los canales de Na^+ que podrían resultarnos útiles.

En primer lugar, durante el PA, el canal de Na^+ transcurre por tres estados conformacionales:

- Estado conductor o *abierto* (*O*, por *open*, en inglés).

- Estado no conductor *cerrado* (*C*).
- Estado no conductor *inactivado* (*I*).

Por otro lado, durante el PMR, estos canales están cerrados, en un estado no conductor expresado como *de reposo* (*R*). Cuando se produce un cambio en el potencial de membrana, los sensores de voltaje del canal cambian su conformación y adquieren una disposición espacial en función del campo eléctrico de la membrana, alcanzando el estado O, o sea, abriéndose. El canal permanece así aproximadamente 3 ms[39]; pero desde el instante en el que está abierto, ha comenzado igualmente su transición hacia la inactivación, O → I.

Los canales de Na^+ tienen dos formas de alcanzar el estado I: una rápida y otra lenta. En la *inactivación rápida*, se implica al mecanismo de "bola y cadena" (que también mencionamos para canales de K^+): Durante la despolarización, la compuerta de activación del canal se abre y la bola de inactivación (o partícula de inactivación) tiende a taponar la abertura interna del canal (Véase Fig.II.6). Por otro parte, la *inactivación lenta* es un mecanismo que perdura más tiempo, y aunque implica cambios conformacionales que obstruyen el canal, no se produce mediante "bola y cadena"; lleva implícito un mecanismo que no se comprende completamente. La fase rápida permite reaperturas muy breves del canal, menores a 2 ms; mientras que la fase lenta conlleva a reaperturas más prolongadas. Pero, en ningún caso, se llega al estado O.

Si bien el estado I inicia simultáneamente con el estado O, es un proceso más lento, dando tiempo a la generación de las conocidas corrientes rápidas I_{Na} de la fase 0 del PA. La reactivación del

---

[39] El análisis de corrientes microscópicas demuestra que los canales se abren instantáneamente, en menos de 1 ms, mientras que en la corriente macroscópica la apertura dura alrededor de 3 ms. Al parecer, durante la despolarización puede existir variabilidad individual en los estados de los canales de Na^+.

canal comienza a partir de los -60 mV del PA (en fase 3 y en fase de ascenso desde el PMR), y son simplemente cambios conformacionales necesarios para la posterior reapertura sostenida del canal, el estado O.

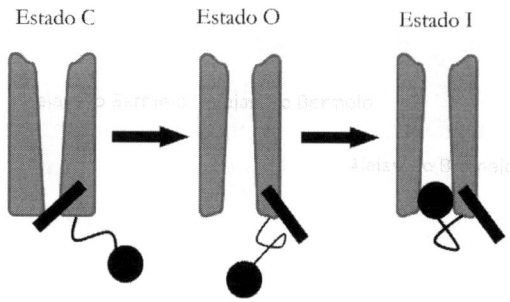

Figura II.6. Representación del mecanismo de "bola y cadena" en la secuencia de estados C → O → I. El rectángulo negro corresponde a la compuerta que, cerrada, determina al estado C.

La transición de C → O tiene objetivamente una forma que podemos indicar como $(C)_{4-6} \rightarrow (O)_{1,2}$, lo que indica que antes de alcanzar O, el canal atraviesa entre 4 a 6 estados C; incluso, puede alcanzar hasta dos estados O. Desde O, se puede divergir en dos formas: O → I u O → C. Si el canal pasa al estado C, es posible su reapertura sostenida, C → O. Por otro lado, el estado I predomina a potenciales despolarizados (por ejemplo: fase 2 del PA e isquemia), y una vez que ha llegado a I, para reactivarse, requiere pasar por su conformación R. Este paso (I → R), es justamente lo que llamamos *reactivación*, y es un proceso muy rápido y que favorece que la mayoría de los canales estén en estado R, disponibles para reactivarse, en cuanto llegue el estímulo de voltaje adecuado.

Capítulo III.
Electrocardiograma en la isquemia miocárdica

Un electrocardiógrafo registra las variaciones de los potenciales eléctricos en el exterior de las células musculares cardíacas, es decir, documenta de manera indirecta cómo se propagan los PA a lo largo del músculo cardíaco.

III.1. ORIGEN DE LA REPOLARIZACIÓN PRECOZ

Ahora comprendemos que el espesor del miocardio exhibe heterogeneidad en términos de su composición celular, lo que a su vez se traduce en una variabilidad en la expresión de los canales de potasio K^+ tipo I_{KTO} durante la fase 1 del PA. Recordemos que este tipo de canales se encuentran predominantemente en la capa subepicárdica del miocardio.

En condiciones normales, algunas personas experimentan un incremento en las corrientes subepicárdicas I_{KTO} debido a un aumento en la expresión de los canales de K^+ correspondientes. Esto resulta en un ambiente extracelular lo suficientemente positivo como para generar un vector transmural con predominio de cargas positivas orientado hacia el subepicardio (de cola negativa en la región subendocárdica y de punta positiva en la región subepicárdica). En el ECG, esto se refleja en una elevación discreta del *punto J* (la unión del complejo QRS con el segmento ST) y del segmento ST. En este contexto, no se considera al cien por ciento patológico y se denomina *Patrón de Repolarización Precoz*. Es más común en varones jóvenes.

Lo común es que las personas presenten un punto J y un segmento ST isoeléctricos, no porque carezcan de heterogeneidad miocárdica transmural, sino debido a la ausencia de un ambiente extracelular lo suficientemente positivo como para generar un vector observable. Sin embargo, esta situación difiere en casos de isquemia.

III.2. ISQUEMIA-LESIÓN-NECROSIS

En caso de isquemia miocárdica, la heterogeneidad transmural explica cómo las obstrucciones coronarias totales pueden manifestarse como elevaciones significativas del segmento ST, mientras que las obstrucciones coronarias parciales tienden a producir infradesniveles del ST. Por esta razón, el *Síndrome Coronario Agudo con Elevación del Segmento ST* (SCACEST) requiere un enfoque terapéutico inmediato, puesto que la elevación del segmento ST indica una obstrucción completa de una arteria coronaria.

III.2.1. OCLUSIÓN CORONARIA TOTAL Y SUPRADESNIVEL DEL ST

La obstrucción completa de una arteria coronaria ocasiona una isquemia transmural, lo que resulta en un aumento de la expresión de los canales de K^+ de corrientes I_{KTO} en la región subepicárdica. Esto genera un entorno extracelular positivo, con predominio subepicárdico sobre el subendocardio.

En condiciones fisiológicas, el subendocardio experimenta una isquemia fisiológica durante la sístole ventricular y demora en iniciar su proceso de repolarización subsiguiente. Como resultado, su entorno extracelular permanece negativo por un período más prolongado en comparación con el resto del miocardio, porque durante este tiempo ha ingresado una cantidad significativa de Na^+ y aún no ha comenzado la salida de K^+. Incluso, el resto del miocardio inicia el proceso de repolarización antes que el subendocardio, generando un vector con cabeza positiva hacia el subepicardio y cola negativa en la región subendocárdica. No obstante, en condiciones fisiológicas, este vector no se traduce en elevaciones ni del punto J ni del segmento ST. De manifestarse de esta manera, todos experimentaríamos elevaciones del punto J y segmento ST, pues la isquemia fisiológica subendocárdica sistólica es una condición presente en todos. Sin embargo, este fenómeno sí explica la positividad de la onda T en lugares donde los complejos QRS son predominantemente positivos.

Es importante destacar en este punto del libro, para fortalecer nuestra base teórica, que la sístole se ejecuta principalmente en las fases 2 y 3 del PA. En términos lógicos y temporales, debo señalar que la isquemia fisiológica sistólica en la fase 3, por ejemplo, no puede afectar a los vectores de la fase 1. La isquemia fisiológica sistólica de un ciclo afecta el inicio de la repolarización, pero esto ocurre en el ciclo subsiguiente, y así sucesivamente. Otra cosa es que la isquemia sistólica de fase 2 y 3 afecte la terminación de la fase 3. Aquí sí hay una secuencia temporal lógica.

Cuando se presenta isquemia transmural, la expresión incrementada (debido a la misma isquemia) de los canales de corrientes I_{KTO} en el subepicardio eleva el ambiente positivo extracelular en esta región. Esta circunstancia, junto con el hecho de que el subendocardio experimenta un retraso adicional en su proceso de repolarización durante la isquemia, resulta en una diferencia de cargas mucho más pronunciada entre el subepicardio y el subendocardio en comparación con la isquemia fisiológica. Este desequilibrio condiciona la aparición de un vector considerable, manifiesto en el ECG, con cola negativa en la región subendocárdica y cabeza positiva en el subepicardio, especialmente durante la fase 1 del PA subepicárdico, donde los canales I_{KTO} están activos.

Un electrodo situado en la superficie corporal torácica siempre estará más cercano al subepicardio que al subendocardio, por lo que percibiría una aproximación del vector transmural de isquemia. El electrocardiógrafo mostrará esta situación como una deflexión positiva, que, al encontrarse en el inicio de la repolarización en la fase 1, se revelará como un supradesnivel del punto J que "arrastra consigo" al segmento ST. Así, aunque el subendocardio es más propenso a sufrir isquemia, es el subepicardio el que experimenta mayores modificaciones eléctricas.

Los fenómenos relacionados con las corrientes I_{KTO} durante la isquemia no se limitan a la enfermedad coronaria aguda; también influyen en las alteraciones del ritmo cardíaco. Las marcadas perturbaciones en la repolarización transmural aumentan el riesgo de desencadenar arritmias potencialmente mortales. La diferencia en el riesgo de experimentar muerte súbita entre hombres y mujeres es notable, pues los hombres, afectados por isquemia coronaria, presentan un riesgo cuatro veces mayor de desarrollar fibrilación ventricular en comparación con las mujeres. Esta disparidad se atribuye a la observación de mayores corrientes I_{KTO} en hombres respecto a mujeres.

En el subepicardio, se desarrollan eventos adicionales que no se limitan exclusivamente a las corrientes I_{KTO}, ni a la disminución en la expresión de canales de Na^+. Se ha observado, además, que las corrientes de los canales de Na^+ experimentan inactivación (mediante el cierre de los canales) a una diferencia de potencial de 8 mV más baja que en el subendocardio, y permanecen cerrados durante un período prolongado. En consecuencia, el entorno extracelular en el subepicardio isquémico se vuelve aún más positivo. Este sería otro dato a favor de la disminución de la amplitud del PA en el subepicardio isquémico.

III.2.2. EL "ECG" DE UN SEGMENTO DE MIOCARDIO

Ahora, consideremos un segmento aislado del ventrículo izquierdo en todo su espesor, desde el endocardio hasta el epicardio. En condiciones de reposo, las células presentan un estado negativo (con cargas negativas en el interior de la célula), mientras que el medio extracelular exhibe un potencial positivo (con cargas positivas en el medio extracelular).

Si colocamos un electrodo explorador positivo en la superficie epicárdica, podemos registrar la diferencia de voltaje entre el medio extracelular subepicárdico y el medio extracelular subendocárdico (con el electrodo negativo o neutro). Esta disparidad de voltaje se reflejará en el *electrograma*, es decir, en una especie de "ECG" del tejido. Dado que ambos medios extracelulares son positivos de manera igualitaria, no habrá variación de voltaje durante el PMR. En consecuencia, durante este periodo, el trazado electrocardiográfico mostrará una línea isoeléctrica, es decir, una variación de voltaje de 0 mV. Esta fase coincide en el ECG convencional con el *segmento TQ*, obviando la onda P.

Cuando se inicia la despolarización, esta comienza en el subendocardio debido a la rápida propagación del impulso eléctrico a través del Sistema de Conducción en esa región. En consecuencia, un frente de despolarización se propaga desde el subendocardio hacia el subepicardio. Durante esta fase inicial, se observa una diferencia de voltaje entre el medio extracelular subepicárdico (positivo, pues las células aún no han experimentado despolarización) y el medio extracelular subendocárdico (negativo, dado que las células ya han experimentado despolarización).

Esta disparidad de voltaje, o corriente, se puede representar como un vector de despolarización, con su parte positiva orientada hacia el electrodo explorador epicárdico. Esta orientación da lugar a una deflexión positiva, manifestándose en forma de *onda R* en el ECG convencional, la primera onda positiva del complejo QRS.

Cuando todas las células han completado la despolarización y también han superando la fase 1, entran en la meseta de su PA, y los entornos extracelulares (subendocárdico y subepicárdico) mostrarán un potencial negativo de manera equitativa. Esto es debido a que ha transcurrido tiempo suficiente para eliminar los desfases en los inicios de la repolarización subendocárdica y subepicárdica causados por la isquemia fisiológica sistólica del ciclo anterior. En esta fase de meseta, se observa una ausencia de diferencias de voltaje transmural. Se registra entonces el segmento ST en el ECG. En condiciones normales, este segmento se sitúa en la línea isoeléctrica, lo que significa que no presenta supradesnivelación ni infradesnivelación (0 mV).

Hasta este punto, hemos observado dos líneas isoeléctricas: una asociada al PMR (-90 mV) y otra durante la fase de meseta (0 mV). Es fundamental tener en cuenta que la característica *isoeléctrica* de una línea no la define el valor absoluto nulo de la diferencia de potencial a ambos lados de la membrana, sino la ausencia de variación en esta diferencia de voltaje; por eso, podemos tener líneas isoeléctricas durante el PMR.

Repasemos el concepto nuevamente. En el tejido normal, el proceso de repolarización inicia antes en el subepicardio, específicamente en la región donde concluye la despolarización. A pesar de que el sentido común podría sugerir que el subendocardio, al despolarizarse primero, debería comenzar su repolarización antes, esto no ocurre así. La isquemia fisiológica durante la sístole (en el ciclo anterior), que afecta principalmente al subendocardio, induce un retraso en el inicio de la repolarización en comparación con el subepicardio. En consecuencia, la repolarización se propaga desde el subepicardio hacia el subendocardio.

Como la repolarización comienza antes en el subepicardio, se genera nuevamente una diferencia de voltaje en esta fase entre el medio extracelular subepicárdico (ya positivo, con células repolarizadas) y el medio extracelular subendocárdico (aún negativo). Esto resulta en una diferencia de voltaje, representada por un vector de repolarización, cuya parte positiva se dirige hacia el electrodo explorador en la pared torácica. Esta variación de voltaje se refleja en el ECG como una deflexión positiva que sigue a la fase de meseta del potencial (correspondiente al ST en el ECG), es decir, sin más, se traduce simplemente en una onda T positiva.

No podemos afirmar que la sístole mecánica ventricular durante la meseta influya en el retardo de la repolarización en fase 3 del mismo ciclo, porque el ventrículo aún se encuentra en sístole durante parte de la fase 3. Por otra parte, dentro del mismo ciclo, los inicios de la fase 3 subendocárdica podrían experimentar un retardo mayor en comparación con la fase 3 subepicárdica debido a las mesetas que la preceden; sería un pensamiento lógico. Sin embargo, también es posible que el acondicionamiento subendocárdico en isquemia fisiológica intermitente determine constantemente el retardo en la repolarización, de manera que el ciclo precedente afecte al siguiente. Así, el retardo en el inicio de la repolarización, por sí solo, debería interpretarse como un retraso en el inicio de la fase 1, la cual precede a la sístole mecánica y, por tanto, podría estar relacionada con la isquemia en el ciclo previo. Este retardo, de generar un vector, se manifestaría en la fase 1, afectaría el punto J y explicaría fenómenos más vinculados con el punto J que con la polaridad de la onda T. Preferimos dejar este razonamiento a la elección del lector, dado que se trata de un pensamiento profundo que requiere más datos empíricos en la actualidad. Aunque, como mencioné anteriormente, mi enfoque estará más orientado hacia el acondicionamiento previo que provoca que un ciclo influya en el siguiente.

Basándome en lo mencionado anteriormente, enfatizo y repaso: A pesar de que en condiciones fisiológicas existe una diferencia de voltaje entre el subendocardio y el subepicardio durante la fase 1, debido a la sístole del ciclo previo, la magnitud del vector generado es insignificante y no afecta al punto J. Además, la fase 2 tampoco se ve afectada, resultando en la línea isoeléctrica ST en el ECG.

III.2.3. IMAGEN DE ISQUEMIA

La *imagen de isquemia* en el ECG generalmente se correlaciona con situaciones en las cuales la disminución del suministro sanguíneo es leve y, comúnmente, reversible. Esto puede explicarse por un retardo en el proceso de repolarización en el área afectada. Clásicamente, esta isquemia se clasifica en dos tipos: *isquemia subendocárdica* e *isquemia subepicárdica*.

Cuando la isquemia es más leve, afecta solo al subendocardio, que es más sensible a este tipo de condiciones. Por otro lado, si la isquemia es más grave, involucra todo el espesor de la pared (transmural), pero desde el punto de vista electrocardiográfico se manifiesta como una isquemia subepicárdica debido a la heterogeneidad eléctrica mencionada con anterioridad.

Cuando la isquemia afecta solo al subendocardio, se produce un retardo más marcado aún en la repolarización en esta zona. Como consecuencia, la diferencia de voltaje generada entre el tejido subepicárdico y el subendocárdico isquémico durante la repolarización se incrementa en el tiempo, afectando principalmente a la fase 3 del PA. Esta diferencia de voltaje genera una corriente transmural en fase 3, similar a la fisiológica pero más lenta. Se genera entonces un vector de repolarización de fase 3 que se dirige del subendocardio (cola negativa) al subepicardio (cabeza positiva), lo que resulta en una onda T positiva cuando se utiliza un electrodo explorador convencional.

En la isquemia subendocárdica, esta corriente seguirá siendo de igual sentido que en ausencia de isquemia (del subendocardio al subepicardio, es decir, positiva), pero con una simetría mayor. Este fenómeno da lugar a lo que se conoce como una "imagen de isquemia": las reconocidas ondas T picudas y simétricas. ¿Picudas? ¿Existe también un aumento en la magnitud del vector? El incremento en la magnitud de la onda T se explica por la presencia de un vector de fase 3 de mayor amplitud en comparación con las condiciones normales, debido a una diferencia de potencial eléctrico extracelular más amplia. La mayor negatividad en el subendocardio en comparación con el subepicardio podría explicar el aumento en la magnitud del vector. Y contrariamente, la disminución en la amplitud del PA subendocárdico generaría ondas T de menor magnitud. Parece ser que la simetría de la onda T resulta menos contradictoria.

Las ondas T normalmente presentan cierta asimetría; hasta la primera mitad concierne al período refractario absoluto (el intervalo Q - vértice T constituye el período refractario absoluto en el

ECG), y la segunda mitad abarca el período refractario relativo (donde un estímulo adecuado podría desencadenar un nuevo PA).

Es importante tener en cuenta que la onda T inicia al comienzo de la fase 3 del PA, presenta su punto de inflexión a la mitad y concluye al final de la misma fase.

La onda T, al inicio de la fase 3, desciende de manera más gradual, y luego, cuando todos los canales de salida de K^+ están activos, se produce un descenso "en picada", lo que explica la asimetría de la onda. Por lo tanto, si la onda T es simétrica, debemos considerar que la fase de descenso "en picada" podría estar comprometida.

Estas ondas T picudas y/o simétricas pueden observarse en crisis de angina y en la fase hiperaguda del Infarto Agudo de Miocardio Con Elevación del ST (IAMCEST). La imagen de isquemia es fugaz y da paso tanto a la normalización del ECG en una crisis de angina o a una *imagen de lesión*, caracterizada por la modificación del segmento ST. Esta última es una manifestación de la alteración de las fases previas del PA: la fase 2 y la fase 1. Parece ser que podría existir una secuencia eléctrica retrógrada en las afectaciones isquémicas del PA.

Aunque no hemos tocado aún el tema, aquellos que me han seguido de cerca hasta este punto habrán notado que no hemos desarrollado sobre la disminución de la magnitud del PA en condiciones de isquemia. Esto lo dejaremos para cuando mencionemos sobre la interpretación *no vectorial* de las modificaciones del ECG en la isquemia.

En la isquemia subepicárdica, por su parte, la afectación es físicamente transmural, pero debido a la heterogeneidad eléctrica, la repolarización se retrasa más en el subepicardio. Como resultado, se invierte el proceso observado en el tejido normal: La repolarización comienza en el subendocardio durante la afectación transmural. En este escenario, el medio extracelular subendocárdico se vuelve positivo antes que el subepicárdico, generando una corriente de repolarización en fase 3 que puede representarse mediante un vector dirigido del subepicardio al subendocardio, es decir, alejándose del electrodo explorador que está enfrentado al epicardio en la pared torácica. Posteriormente, se registra en el ECG otra manifestación de isquemia: la onda T negativa.

La manifestación característica de la isquemia subepicárdica se refleja en la presencia de ondas T negativas en derivaciones donde comúnmente son positivas en el ECG (La mayoría de las derivaciones excepto aVR y ocasionalmente V1.). Estas ondas T suelen presentar simetría, atribuible a la misma causa que en la isquemia subendocárdica. En contraste, la presencia de ondas T aplanadas es menos específica como indicador de isquemia.

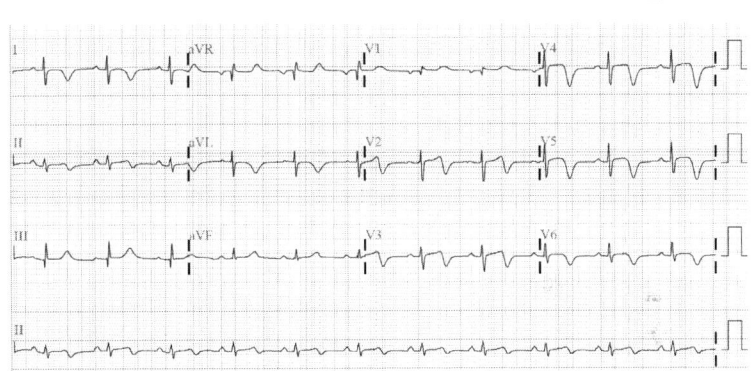

Figura-ECG 1. Imagen de isquemia subepicárdica: Ondas T negativas, localizadas en la cara anterolateral baja y alta.

Adicionalmente a las alteraciones en la onda T, se pueden observar signos electrocardiográficos de prolongación de la repolarización en los pocos segundos posteriores a la isquemia coronaria. Este fenómeno se manifiesta como una extensión del *intervalo QT* (medido desde el inicio de la onda Q o R hasta el final de la onda T), que puede considerarse también una imagen temprana de isquemia.

Con toda la información previa, no debería sorprendernos la existencia de un síndrome conocido como *Síndrome de Wellens*, propio de pacientes con angina inestable y estenosis crítica de la DA. En el momento de realizar el ECG, el paciente puede estar incluso asintomático. Este síndrome implica una corriente de isquemia en la cara anterior y se rige por los siguientes criterios diagnósticos:

1. Patrones característicos en las ondas T:
   - Tipo A (Tipo 1): Ondas T bifásicas en V2 y V3.
   - Tipo B (Tipo II): Ondas T invertidas profundas y simétricas de V1 a V4.
2. Ausencia de elevación significativa (1 mm) del segmento ST, con progresión normal (sin disminución de voltaje en derivaciones sucesivas) de la onda R en las derivaciones precordiales.
3. Antecedentes de dolor torácico anginoso.
4. Niveles normales o mínimamente elevados de enzimas cardíacas.

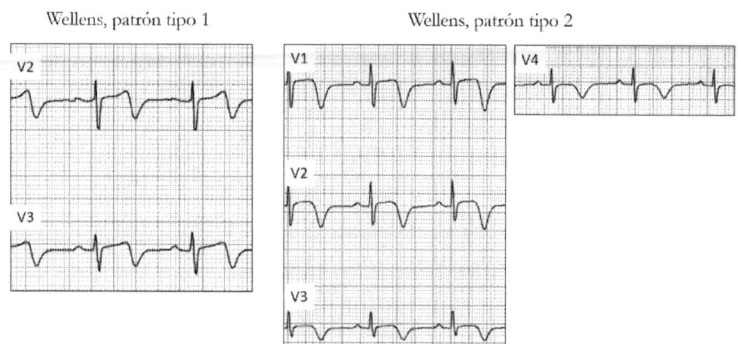

Figura-ECG 2. Patrones del Síndrome de Wellens.

III.2.4. IMAGEN DE LESIÓN

Vamos a profundizar un poco más en el tema. La imagen electrocardiográfica de *lesión* señala situaciones en las que el flujo coronario se ha prolongado más que en la isquemia. La lesión representa una isquemia en una fase más avanzada; si persiste, la siguiente imagen será de *necrosis*.

La imagen de lesión, al igual que la de isquemia, puede manifestarse tanto en el subendocardio como en el subepicardio. De manera similar, la imagen de lesión subepicárdica clínicamente se relaciona con una lesión transmural, resultado de la interrupción total del flujo en una arteria coronaria.

En la zona de lesión, se genera un PA de "mala calidad" que puede explicar las manifestaciones electrocardiográficas. Cuando el flujo en una arteria coronaria está significativamente reducido, pero no completamente interrumpido, el subendocardio es más susceptible a la lesión, como se ha mencionado.

En el tejido normal, al concluir la fase 1 subendocárdica (asumiendo que el subepicardio finalizó su fase 1 previamente), no hay variación de voltaje transmural, y el electrodo explorador registra un "silencio eléctrico", que en el ECG sabemos que se traduce en el punto J, isoeléctrico, o sea, sin mostrar elevación ni depresión significativa respecto a la línea de base.

Al concluir la fase 0, y en contextos de isquemia subendocárdica prolongada, el medio extracelular del subendocardio en fases 1 y 2 experimentará una acumulación de cargas positivas, tanto debido a una despolarización que continuamente finaliza a potenciales menos positivos como a repolarizaciones prolongadas, ocasionadas por salidas sostenidas de K^+ mediante corrientes I_{KATP} (Véase Esquema 1). Sin embargo, el medio extracelular subepicárdico, que no se ve afectado por la isquemia y, por ende, no aumenta la expresión de canales de corrientes I_{KTO}, no reduce la expresión de canales rápidos de Na$^+$, ni experimenta déficit energético que active canales KATP, se mantendrá con un medio extracelular menos positivo al inicio de la fase 1.

Así, en el punto que marca la transición entre la despolarización y el inicio de la repolarización en el ECG (punto J), se establecerá una diferencia de voltaje que origina un *vector de lesión* de fase 1 con dirección de subepicardio a subendocardio, es decir, con la cabeza positiva alejándose del electrodo explorador torácico. Esta diferencia se traduce en el ECG como un infradesnivel del punto J, "arrastrando" consigo al segmento ST. Dado que el subepicardio comienza la repolarización antes, hay una tendencia a aumentar su positividad extracelular y anular la diferencia de voltaje en fase 2. Por lo tanto, el "arrastre" del segmento ST es hacia la línea isoeléctrica. En teoría, esto podría diferenciarse de los infradesniveles especulares del ST, que son una copia invertida de los supradesniveles en la cara opuesta. En resumen, esta explicación nos proporciona la imagen característica de la lesión subendocárdica: el infradesnivel del punto J y del segmento ST. El infradesnivel del segmento ST, como tal, se explica de modo análogo por un vector de lesión de fase 2 dirigido hacia el subendocardio desde el subepicardio, debido tanto a las diferencias en las amplitudes de los PA en esta fase como a las diferencias de carga positiva extracelular en ambas capas; entendiendo por este último término un medio extracelular más positivo en contextos isquémicos: ídem a la fase 1.

Durante una lesión subendocárdica tendríamos un infradesnivel del punto J y del segmento ST, y ondas T positivas (cada vez más aplanadas), simétricas y ya no tan picudas y aumentadas en su magnitud, pues los PA al punto de una lesión son menores en amplitud respecto a fases previas de isquemia aguda.

La imagen de la lesión subepicárdica, originada por lesión transmural, sigue la misma lógica que hemos venido desarrollando. En la fase en la que todas las células están despolarizadas, las células subepicárdicas presentan un PA positivo deficiente en comparación con el medio extracelular del subendocardio. Insistamos que durante la isquemia, la expresión de los canales rápidos de Na$^+$ disminuye, mientras que la actividad de los canales de K$^+$ KATP aumenta. A primera vista, podríamos pensar que esto propiciaría una isquemia predominantemente subepicárdica. Sin embargo, debemos tener precaución, pues los canales de Na$^+$ y los KATP se ven afectados de manera equitativa en toda la región transmural. Es posible que la isquemia transmural condicione una homogeneidad eléctrica debido a la influencia de estos dos tipos de canales, no siendo así en la isquemia subendocárdica.

La disparidad en el contexto de una isquemia transmural radica precisamente en el incremento de la expresión evolucionada de los canales de corrientes I$_{KTO}$ (desde la fase inicial de isquemia), lo que condiciona un entorno extracelular cada vez más positivo en la región subepicárdica. Estos canales, cuya expresión es predominantemente subepicárdica, experimentan un aumento en su expresión durante las condiciones de isquemia. Así, podemos proponer la formación de un vector con cabeza positiva dirigido hacia el subepicardio en la fase 1 del PA, lo cual se corresponde con el supradesnivel del punto J.

Por otro lado, el resto de la repolarización también se ve afectado en esta circunstancia. De tal manera, que el subepicardio predominantemente positivo en relación con el subendocardio genera un vector transmural de lesión con la cabeza orientada hacia el subepicardio, es decir, hacia los electrodos exploradores torácicos. Este fenómeno se traduce, en la fase 2, en un supradesnivel del segmento ST. De esta manera, obtenemos otra manifestación de lesión: el supradesnivel del segmento ST, característico de lesiones subepicárdicas.

La onda T y el segmento ST pueden tener igual polaridad, siendo así *concordantes*[40], o diferente polaridad, siendo *discordantes*. Es importante entender que el segmento ST (y el punto J) es una manifestación de la transmuralidad, mientras que la onda T es una manifestación de la dirección de propagación de la repolarización en todo el miocardio. Del mismo modo, la onda T y el complejo QRS pueden tener polaridades opuestas o iguales, dependiendo del sentido de la repolarización respecto a la despolarización precedente.

Si intentáramos aplicar un "modelo de transmuralidad" en la fase 3, obtendríamos ondas T siempre concordantes con el ST, pues el predominio de cargas positivas de la fase 2 y en la fase 3 es equivalente en condiciones de isquemia. Sin embargo, en la práctica, no ocurre así; es la dirección total de la repolarización en el espesor miocárdico como *un todo* la que determina la polaridad de la onda T. Si bien el modelo de transmuralidad no es aplicable, parece que un modelo que sume los PA subendocárdicos y subepicárdicos en fase 3 podría funcionar. Parece ser que podemos considerar que el pico de la onda T coincide con la repolarización del subepicardio, que es el primero en repolarizarse, y posteriormente correspondería al subendocardio y células M, en esa secuencia. Es intrigante y paradójico al mismo tiempo, pues la segunda parte de la onda T podría ser resultado directo de la transmuralidad y no depender de los canales de fase 3 dentro de un solo PA. La secuencia QRS-ST-T podría no depende de un solo PA, sino de dos: el PA subendocárdico y el PA subepicárdico. Próximamente los abordaremos.

Conciliando: una imagen de lesión subepicárdica genera elevación del punto J y del segmento ST, y si no hay variaciones en

---

[40] Lo normal es que la polaridad de la onda T sea concordante con la del QRS y que el ángulo entre el eje del QRS y el eje de la onda T sea máximo de 60º.

la dirección de la repolarización, pueden coexistir ondas T invertidas respecto al complejo QRS.

Para asumir que un segmento ST está desnivelado, es preciso tomar como referencia inicial el segmento que abarca desde el final de la onda T hasta el inicio de la onda P, conocido como *segmento TP*. Ambos extremos de este segmento deben reposar sobre la misma línea, es decir, deben mantenerse isoeléctricos. En caso de que esta condición no se cumpla, se procederá a examinar el segmento previo que se extiende desde el final de la onda P hasta el comienzo de la onda Q o R, según corresponda (segmento PQ/PR). En el escenario donde dicho segmento exhiba algún desnivel, la única referencia disponible será el punto de inicio del complejo QRS.

Para conferir valor diagnóstico a una imagen de isquemia, lesión o necrosis, es fundamental la afectación de al menos dos derivaciones contiguas.

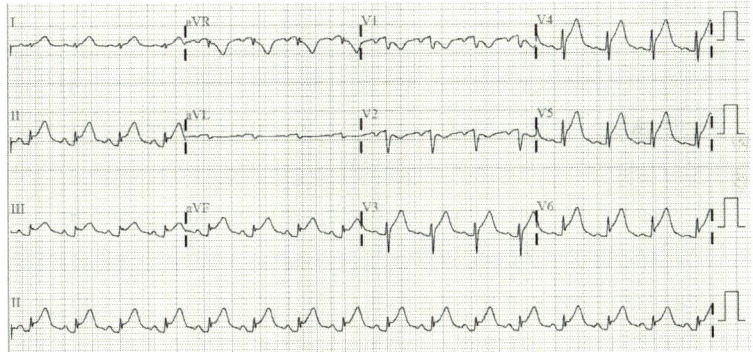

Figura-ECG 3. Imagen de lesión subepicárdica. Se observa supradesnivel del segmento ST en las áreas de la cara inferior, anterior y lateral baja.

El enfoque previamente abordado para interpretar las imágenes de isquemia y lesión cardíaca posee una aplicabilidad práctica genuina y se sustenta en datos empíricos de alta rigurosidad científica. Por otro lado, presentaremos una perspectiva alternativa, análoga, para analizar estas imágenes. Aunque no me convence del todo, su simplicidad podría ser útil.

III.2.4.1. TEORÍA DE SUMA DE POTENCIALES SUBENDOCÁRDICOS Y SUBEPICÁRDICOS

Una aproximación teórica, clásica y desprovista de canales para la evaluación de los vectores transmurales se fundamenta en la premisa de que las manifestaciones electrocardiográficas resultan de la suma de los respectivos PA y PMR subendocárdicos (distantes al electrodo explorador) y subepicárdicos (próximos al electrodo explorador). Aunque se trata de un modelo altamente teórico, demuestra ser efectivo para el razonamiento de imágenes de isquemia y lesión cardíacas. Exploremos este enfoque.

Este modelo considera el miocardio transmural como una sola célula dividida en dos partes: el subendocardio (la mitad de la célula más alejada del electrodo explorador) y el subepicardio (la mitad contigua al electrodo explorador). Desde este momento, es importante notar la naturaleza estrictamente didáctica y poco racional de este modelo. No obstante, sigamos adelante.

El electrodo, por su parte, medirá de manera independiente las afluencias subendocárdicas y subepicárdicas. Así, cuando mide el subendocardio, obtenemos (Véase Fig.III.1):

- PMR: Línea isoeléctrica; no hay variación de voltaje.
- Despolarización: Produce una curva con pendiente positiva en el PA debido a que el electrodo está enfrentando las cargas positivas intracelulares del vector de despolarización.
- Repolarización: Genera una curva con pendiente negativa en el PA, pues el electrodo se enfrenta a las cargas negativas intracelulares del vector de repolarización.

Por su parte, en el subepicardio (Véase Fig.III.1):

- PMR: Línea isoeléctrica; no hay variación de voltaje.
- Despolarización: Produce una curva con pendiente negativa en el PA debido a que el electrodo está enfrentando las cargas negativas extracelulares del vector de despolarización.
- Repolarización: Curva con pendiente positiva en el PA, pues el electrodo se enfrenta a las cargas positivas extracelulares del vector de repolarización.

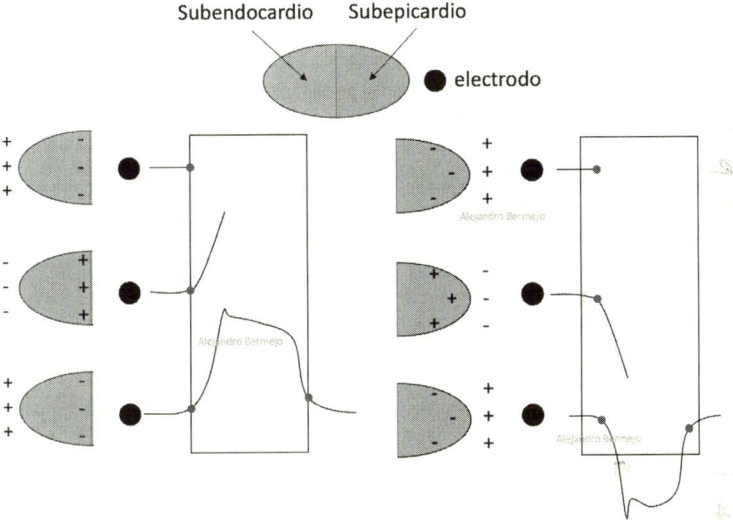

Figura III.1. Teoría de suma de potenciales subepicárdicos y subendocárdicos en la generación de segmentos y curvas electrocardiográficas.

Si todos estos procesos estuviesen coherentemente coordinados, las despolarizaciones y repolarizaciones opuestas deberían generar una suma nula, isoeléctrica. Sin embargo, se sabe que la despolarización subepicárdica se tarda en iniciar ligeramente con respecto a la subendocárdica, revelando la fase positiva de ascenso en la fase 0 subendocárdica: QRS positivo. Posteriormente, las sumas de los potenciales transmembrana subendocárdicos y subepicárdicos se cancelan en la fase 1 y 2, dando lugar al punto J y segmento ST isoeléctricos. Por otro lado, la repolarización del subendocardio tarda más que la del subepicardio, y por eso, la curva del PA subendocárdico termina después que la del subepicardio, permitiendo visualizar la curva de descenso de la fase 3 del potencial subendocárdico, aún positiva (por encima de la línea isoeléctrica): onda T positiva.

Un potencial subendocárdico isquémico se caracteriza por su reducida amplitud debido al retardo en la velocidad en la fase de ascenso rápido (fase 0), que lo conduce a finalizar en valores de voltaje menos positivos, acompañado de una prolongación más marcada de la repolarización. Al contrastarlo con el subepicardio normal (Véase Fig.III.2), y al sumar ambas influencias, se podría visualizar una depresión del segmento ST acompañada de ondas T positivas y simétricas. Este razonamiento puede extrapolarse al caso de la isquemia subepicárdica, resultando en un segmento ST supradesnivelado, y acompañado de ondas T negativas (En el centro de Fig.III.2.).

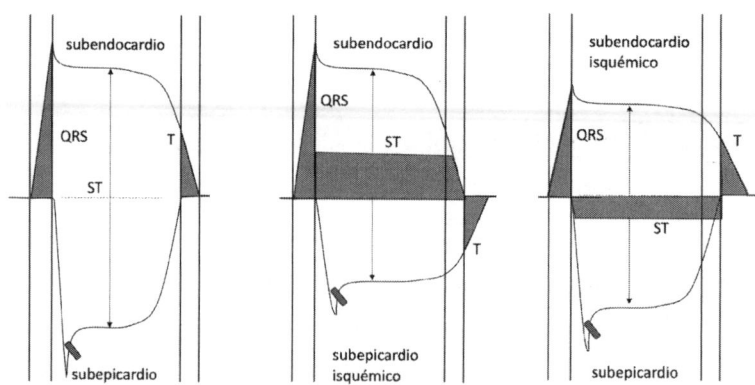

Figura III.2. PA normal (izquierda) y patológico (centro y derecha) de el músculo cardíaco subendocárdico y subepicárdico. En la imagen del centro observamos cómo las sumas de los PA subendocárdico y subepicárdico pueden explicar el supradesnivel del ST y las ondas T negativas en la isquemia subepicárdica[41]. En la imagen de la derecha, observamos el mismo razonamiento pero para la isquemia subendocárdica.

Una lesión subepicárdica severa y avanzada, que impide la transmisión del impulso a través de ella, se comporta como una especie de "ventana" para el paso del impulso eléctrico. Ante la suma de los potenciales, esta situación permite visualizar prácticamente en su totalidad el PA subendocárdico. En otras palabras, se manifiesta como una elevación significativa del segmento ST que prácticamente superpone y oculta la onda T.

La teoría de la suma de potenciales es efectiva, y no podemos negarlo; además, concuerda con la idea de que la suma de los vectores de repolarización que se oponen entre sí se cancela. Aunque no hemos hablado explícitamente de esto, está intrínseco en todo lo que hemos mencionado. Básicamente, como sabemos, el potencial medido por cualquier electrodo explorador es consecuencia del PA cardíaco, que genera fuerzas eléctricas que actúan simultáneamente y se dirigen de manera variada en el miocardio. La *cancelación*, definida como el grado en que estas fuerzas se oponen entre sí, desempeña un papel muy importante en la formación del ECG. Por ejemplo, en el segmento ST, la cancelación es prácticamente total, cercana al 100%, de ahí que en condiciones fisiológicas se manifieste como isoeléctrico; esto es análogo a la suma de PA. Por otro lado, en la fase ascendente de la onda T, se ha observado un aumento en las contribuciones positivas, lo que provoca una disminución en la cancelación de alrededor del 40%. Esto hace pensar que la repolarización es un proceso altamente cancelado, y lo que se manifiesta en el ECG es lo que escapa a esta cancelación. Al llegar al final de

---

[41] Es un hecho experimental que mencionamos en algún momento del libro, al discutir los canales I_{KTO}, que en el subepicardio, la intensificación de la salida de K^+ a través de corrientes I_{KTO} generaba tanto la espiga pronunciada del PA en fase 1 como una prolongación del mismo PA.

la onda T, cuando esta tiende hacia la línea isoeléctrica, las contribuciones positivas apenas se reducen en comparación con el pico máximo de la onda T, pero se ha podido constatar que las contribuciones negativas aumentan y se les oponen en gran medida. Esto, de hecho, desafía la opinión general de que el final de la T marca el cese del proceso de repolarización. Al parecer, existe repolarización activa pero en sentidos cancelables.

En el capítulo IV exploraremos una noción más efectiva de este fenómeno, donde las diferencias entre los PA subendocárdicos y subepicárdicos generan, por sí mismas, una diferencia de potencial eléctrico que se traduce en un vector para cada fase del potencial. Con esto, eliminamos la idea de que un potencial está dispuesto "hacia arriba" y el otro "hacia abajo", y entendemos que tratamos con diferencias de potencial generadas por las diferencias de potencial transmembrana entre el subepicardio y el subendocardio.

III.2.5. IMAGEN DE NECROSIS

La necrosis representa el desenlace final e irreversible donde los cardiomiocitos experimentan un proceso de muerte más desordenado en comparación con la apoptosis. La necrosis originada por isquemia cardíaca se caracteriza por ser coagulativa, lo que preserva la apariencia macroscópica del tejido durante días o semanas, aunque con una pérdida de la función microscópica y, consecuentemente, de la actividad eléctrica: Una célula que ha "muerto" no puede experimentar procesos de despolarización ni repolarización. A medida que transcurre el tiempo, este tejido afectado es gradualmente reemplazado por tejido fibroso, dando lugar a la formación de lo que se conoce como *escara* (o cicatriz). El tejido fibroso carece de actividad eléctrica útil.

En el tejido normal, es bien conocido que el frente de despolarización, al viajar desde el subendocardio hacia el subepicardio, origina una onda positiva en el ECG cuando se encuentra frente al electrodo explorador y una onda negativa cuando se aleja de él.

En el escenario en el cual la necrosis abarca todo el espesor de la pared, el electrodo que se posiciona frente al tejido eléctricamente inerte no registra variaciones de voltaje en esa zona. No obstante, un electrodo recopila información espacial completa, es decir, la suma de los vectores de despolarización en su área de influencia se traduce en una magnitud menor. Esta condición explica la disminución de los voltajes observada en las ondas R y S del complejo QRS en los infartos evolucionados.

Adicionalmente, esta "ventana" eléctrica fibrótica, cicatriz o escara, permite al electrodo explorador observar el frente de despolarización normal en el tabique o en la pared opuesta (en dirección subendocardio → subepicardio), cuyo vector presentará su cola (negatividad) hacia el electrodo explorador, dando lugar a la inscripción de la onda correspondiente: Se trata de una onda Q que se visualiza de manera más "despejada" desde el electrodo, sin interferencias, con mayor amplitud y que denominamos *Q patológica*. (Véase Fig.III.3)

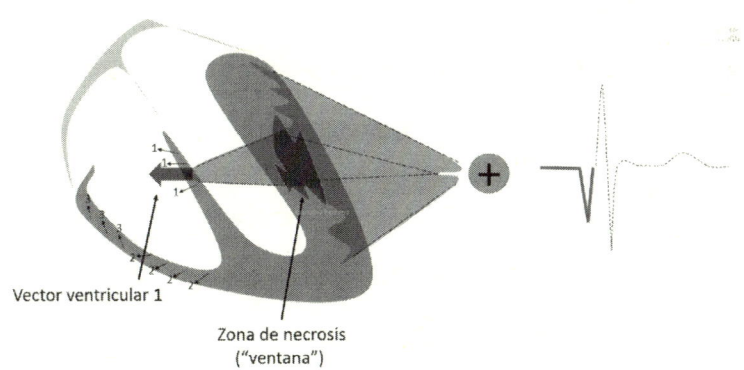

Vector ventricular 1

Zona de necrosis
("ventana")

Figura III.3. Ventana de necrosis. Esta "ventana" proporciona la oportunidad para que un electrodo explorador observe la despolarización del tabique (vector ventricular 1, o directamente un QRS intracavitario: QS con T negativa) y/o los vectores de despolarización de la pared opuesta. Este fenómeno se refleja en el ECG mediante la presencia de ondas Q patológicas.

Adicionalmente, se ha propuesto la existencia de un *vector de necrosis*, que sería análogo al vector que se originaría en el área si no estuviera afectada por la necrosis, pero con una orientación opuesta. En esta circunstancia, de manera análoga, se manifestaría un vector que se aleja del área afectada por la necrosis.

Para clasificar una onda Q como patológica, se deben cumplir al menos uno de los dos siguientes criterios:

- Duración $\geq$ 40 ms (equivalente a un cuadrado pequeño, a la velocidad de papel convencional de 25 mm/s).
- Profundidad $\geq$ 25% de la altura de la onda R en esa derivación.

Siempre debe coexistir afectación de al menos dos derivaciones contiguas.

En la actualidad, mediante la técnica de Resonancia Magnética Cardiovascular con Realce Tardío (RMC-RT), se ha corroborado que después de una lesión subepicárdica, el área de necrosis subsiguiente se origina en el subendocardio y se propaga hacia el subepicardio. Además, se ha descubierto que los infartos subendocárdicos pueden presentar onda Q patológica en aproximadamente un 30% de los casos, una consideración que previamente no se contemplaba. Asimismo, se ha observado que alrededor del 30% de los infartos transmurales podrían no presentar onda Q, desafiando igualmente creencias anteriores. Por último, gracias a la RMC-RT, hemos logrado entender que, a pesar de que la onda Q no siempre está presente, su aparición sugiere un tamaño de infarto más extenso.

III.2.6. DETECCIÓN DE ISQUEMIA DETRÁS DEL BLOQUEO DE RAMA IZQUIERDA

Un Bloqueo Completo de la Rama Izquierda del Haz de His (BCRIHH) implica un impedimento en la propagación del impulso nervioso a lo largo de la rama izquierda del Sistema Especializado de Conducción Cardíaca. Debido a la disposición anatómica de esta rama, el impulso eléctrico se ve obligado a propagarse fibra a fibra, resultando en una desaceleración (y alteración de la dispersión)[42] de la despolarización, lo que a su vez perturba el proceso de repolarización. Este fenómeno se manifiesta en complejos QRS de amplitud ancha (con una duración $\geq$ 120 ms), acompañados de una pérdida de concordancia con el segmento ST y la onda T (Recordemos: ST-T con polaridad opuesta al QRS.).

La imagen que se genera en V1 es, generalmente, una onda negativa ancha y profunda. Esta onda puede ser tanto la primera (Q) como la segunda (S) onda negativa en aparecer; por tanto, se denomina *patrón QS* (Véase Fig.III.4).

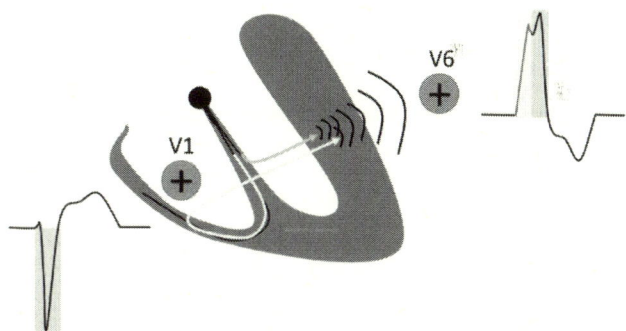

Figura III.4. Vector de despolarización en el BCRIHH y su representación electrocardiográfica en las derivaciones V1 y V6. Se observa la pérdida de concordancia en el segmento

---

[42] La conducción a través de las ramas y la Red de Purkinje es aproximadamente de 3 a 4 veces más rápida que a través del miocardio ventricular.

ST y la onda T. En V5 y V6 podría manifestarse el patrón característico RR' debido a las afluencias no coordinadas de ambas ramas.

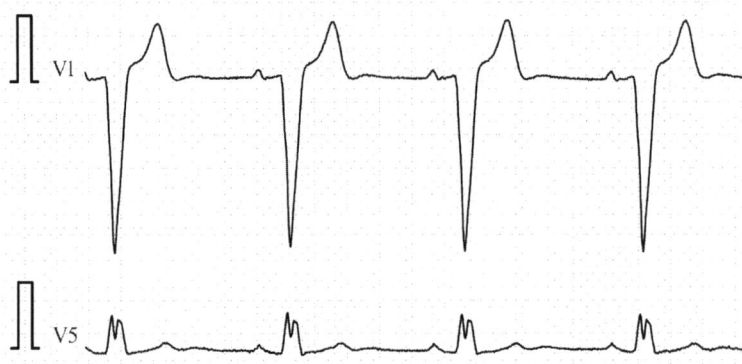

Figura-ECG 4. Patrones de BCRIHH en V1 (patrón QS con pérdida de concordancia de ST-T) y V5 (patrón RR').

Los desniveles del segmento ST y las ondas QS profundas, por lo general, enmascaran las imágenes de lesión y necrosis, respectivamente. Por consiguiente, la presencia de un BCRIHH, ya sea conocido o no, en el contexto de dolor torácico típico genera incertidumbre, pues detrás de las ondas QS, los desniveles del ST y las alteraciones de la onda T podría "ocultarse" una imagen de isquemia, lesión o necrosis. Ahora bien, ¿cómo identificar un infarto que esté pasando desapercibido en un paciente con BCRIHH?

III.2.6.1. ALGORITMO DE BARCELONA 2020

El *Algoritmo Barcelona 2020* representa el último criterio electrocardiográfico con la máxima sensibilidad y especificidad para la detección de IAM en presencia de un BCRIHH. En comparación con los criterios electrocardiográficos previos, como los de *Chapman, Cabrera, Sgarbossa y Sgarbossa modificados (de*

Smith), el Algoritmo Barcelona ha demostrado la sensibilidad más elevada, oscilando entre el 93% y el 95%, junto con una especificidad considerablemente alta en el rango del 89% al 94%.

El Algoritmo Barcelona consta de dos criterios diagnósticos independientes:

1. Desviación (elevación o descenso) concordante del segmento ST ≥ 1 mm en cualquier derivación.
2. Desviación discordante del ST ≥ 1 mm con la polaridad del QRS en cualquier derivación donde haya un QRS de bajo voltaje, definido como voltaje R o S ≤ 6 mm.

Este algoritmo también ha demostrado un elevado valor predictivo negativo: Cuando el resultado del algoritmo es negativo, la probabilidad de IAM es muy baja (para poblaciones comunes).

Por si se desea conocer (son opcionales):

- Criterio de Chapman positivo: Presencia de una muesca en la rama ascendente de la onda R en las derivaciones I, aVL y V6 (posee baja sensibilidad pero alta especificidad).
- Criterio de Cabrera positivo: Presencia de una muesca en la rama ascendente de la onda S en las derivaciones V3 y V4.
- Criterios de Sgarbossa positivo si se acumulan ≥ 3 puntos:

1. Elevación concordante del ST > 1 mm en I, aVL, V4-V6 (5 puntos).
2. Descenso concordante del ST > 1 mm en V1-V3 (3 puntos).
3. Elevación discordante del ST ≥ 5 mm en V1-V3 (2 puntos).

- Criterios de Smith (o de Sgarbossa modificados) (modifica el criterio 3 de Sgarbossa) positivo: Se cumple cuando la razón entre los milímetros de descenso del segmento ST y la amplitud de la onda R es ≥ 0.25, o la razón entre los milíme-

tros de elevación del segmento ST y la amplitud de la onda
S es ≥ 0.25.

III.3. PREDICCIÓN DEL SITIO DE OCLUSIÓN CORONARIA

Existen múltiples criterios electrocardiográficos destinados a predecir con la mayor precisión posible el sitio de oclusión coronaria. Esta información es transcendental, pues conocer la Arteria Relacionada con el Infarto (ARI) (o arteria culpable) y el nivel específico de la obstrucción (proximal, medio o distal) facilita la anticipación de las posibles complicaciones, como los bloqueos AV en los infartos de la CD, solo por mencionar un ejemplo.

El IAMCEST representa una emergencia médica debido al riesgo vital asociado. En el contexto de un Síndrome Coronario Agudo, la primera intervención ante un paciente que llega a Urgencias es la realización de un ECG. Imaginemos la posibilidad de no solo diagnosticar un infarto inferior (II, III, aVF), inferolateral (II, III, aVF, V5, V6), anterior (V1-V4), anterolateral (V1-V6) o anterolateral extenso (V1-V6, I, aVL), sino también prever la arteria implicada y su nivel e intensidad de oclusión.

Voy a recuperar la Fig.I.10. Examínala detenidamente:

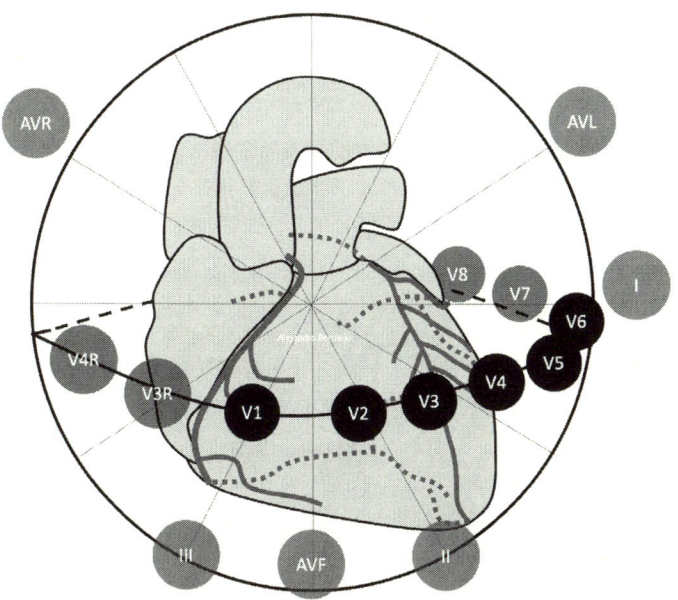

Repetición de Fig.I.10. Representación del sistema hexaxial que incluye las derivaciones precordiales y la disposición espacial de las arterias coronarias en la superficie cardíaca.

III.3.1. IDENTIFICACIÓN DE LA ARTERIA RELACIONADA CON EL INFARTO

Como mencionamos en el apartado referente a las arterias coronarias, la CD irriga el VD, la cara inferior, la cara posterior y la cara lateral baja. Excluyendo la rama dirigida al NS, las primeras ramas que emite la CD son las destinadas al VD. Para evaluar posibles lesiones en el VD, se requiere la visualización de las derivaciones derechas puras V3R-V5R.

Una vez que la CD se extiende hacia la parte posterior, se bifurcará distalmente en dos arterias. La primera de ellas, recordemos, es la arteria interventricular posterior (en casos de dominancia derecha), que irriga la cara inferior; sus posibles lesiones son evidentes en las derivaciones inferiores II, III y aVF. La otra rama distal de la CD es la arteria posterolateral, que irriga la cara posterior. Las lesiones en esta región se visualizan a través de las derivaciones posteriores: V7-V9. Además, la arteria posterolateral, como lo indica su nombre, también abastece la cara lateral baja, cuyas posibles lesiones se observan mediante las derivaciones precordiales laterales V5-V6.

Por otro lado, encontramos la coronaria izquierda, un tronco que se divide casi inmediatamente después de su salida de los senos aórticos en las arterias Cx y DA. La DA irriga toda la cara anterior, y las lesiones en esta región son evidentes en las derivaciones V1-V4. A lo largo de su trayecto por el surco interventricular anterior, la DA emite ramas diagonales y septales. Estas ramas diagonales suministran sangre a la cara lateral alta del ventrículo izquierdo, especialmente la primera diagonal (D1), así como a la cara lateral baja. Las posibles lesiones en estas regiones serían visibles en derivaciones izquierdas altas, tales como I y aVL, y en derivaciones izquierdas bajas, como V5 y V6. Por lo tanto, una lesión proximal en la DA podría provocar un *infarto extenso*: en las áreas anterior (V1-V4), lateral baja (V5, V6) y lateral alta (I y aVL).

En cuanto a la Cx, tiene su papel esencial en la irrigación de la cara posterior.

III.3.2. IDENTIFICACIÓN DEL SEGMENTO CORONARIO

Realizar un análisis más exhaustivo sobre la ubicación de la región miocárdica afectada y la arteria coronaria encargada de su suministro nos permitirá, sin lugar a dudas, lograr una localización aún más precisa. Esto implica hallar el punto anatómico específico de la obstrucción coronaria. Utilizaremos como sistema de estudio el IAMCEST, pues este permite llevar a cabo un análisis más preciso del área de lesión.

Nótese que me refiero directamente al IAMCEST, omitiendo la mención al SCACEST: En presencia de dolor torácico característico, indicativo del Síndrome Coronario Agudo, la identificación de una elevación del segmento ST (EST) en el ECG debe ser interpretada de manera directa como un IAMCEST.

La obstrucción coronaria es total en un IAMCEST, lo que conlleva indiscutiblemente a un aumento en los niveles de troponinas. Aunque, la *angina vasoespástica*, podría simular estos síntomas y signos; el diagnóstico se confirma posteriormente a través de coronariografía, donde no se visualizan obstrucciones que justifiquen la presentación clínica, de manera que un SCACEST se interpreta como IAMCEST, hasta que se demuestre lo contrario.

III.3.2.1. PATRÓN IAMCEST ANTERIOR

Se establece la presencia de un *patrón de IAMCEST Anterior* cuando se observa EST en al menos dos derivaciones de cara anterior, es decir, de V2-V4. No se considera la derivación V1 en este análisis puesto que tiene una orientación más "hacia la derecha".

Cuando se identifica un patrón de IAMCEST anterior, es necesario considerar la posibilidad de una oclusión en la DA. No obstante, en una situación más compleja, si la DA adopta una disposición *envolvente*, que "envuelva" al vértice cardíaco y se extienda hacia la cara inferior, no sería atípico encontrar un patrón IAMCEST anterior combinado con uno que involucre a la cara inferior.

Para añadir más complejidad, en circunstancias donde las oclusiones proximales de la CD generan lesiones con dilatación ventricular derecha, podríamos observar una "proyección hacia cara anterior", dando lugar a un patrón IAMCEST anteroinferior. En este escenario, hemos de dirigir la atención hacia la primera derivación precordial derecha, V1. Si la EST en V1

(EST_{V1}) es mayor o igual a la observada en V3 (EST_{V3}), $EST_{V1} \geq EST_{V3}$, podría sugerirse que el patrón IAMCEST anteroinferior se debe a una oclusión proximal en la CD.

No obstante, es esencial no perder de vista que, ante la presencia de un patrón de IAMCEST anterior, la primera consideración de ARI debería ser la DA.

De las dos primeras ramas de la DA, la rama D1 proporciona un criterio más preciso para definir la proximidad de una oclusión en la DA. Esta rama se dirige hacia la cara lateral alta y es claramente "visible" en las derivaciones laterales altas I y aVL del ECG. La otra rama posible, S1, se caracteriza por manifestaciones ECG que suelen ser imprecisas, con la excepción del Bloqueo de Rama Derecha de nueva aparición. Aunque existe variabilidad anatómica poblacional en cuanto a si la primera rama es diagonal o septal, se suele considerar el punto límite de proximidad a la DA en D1.

Una oclusión en la DA se considerará *proximal* si se encuentra antes de la rama D1 y *medio-distal* si está ubicada distal a D1. Aquellas oclusiones que se presenten dentro de la rama D1 serán simplemente denominadas como oclusiones dentro de D1.

Para obtener una evaluación sistemática, una vez se detecta EST en la cara anterior (V2-V4, con o sin V1), el siguiente paso es examinar la cara lateral alta (I y aVL). Si se observa EST en estas derivaciones, se podría considerar la posibilidad de oclusiones en la DA que involucren la rama D1, indicando oclusiones proximales. A continuación, se procederá a analizar las derivaciones inferiores (II, III, aVF), donde podríamos observar la imagen especular de la afectación en la parte alta mediante descenso del segmento ST (DST). Como siempre, la presencia de DST en al menos dos derivaciones inferiores es la que tiene de valor diagnóstico.

La identificación de un Bloqueo Completo de Rama Derecha *de novo* exhibe un valor predictivo positivo muy cercano al 100% (casi un signo patognomónico; para poblaciones comunes) para prever un diagnóstico de la oclusión proximal de la DA[43]. Además, se presenta una especificidad del 100% para la misma oclusión. En otras palabras, no existe espacio para examinar la posibilidad de que nuestro paciente sea un falso positivo. Recordemos que la irrigación principal de la región septal de la rama derecha se realiza a través de S1.

La derivación V1, aunque no se incluya estrictamente en el patrón de IAMCEST anterior, sirve como una referencia valiosa al considerar la proximidad de la oclusión en la DA en la EST insuficiente (menos de 2 derivaciones afectadas o EST inferior a 1 mm) en la cara lateral alta. Para este diagnóstico, se debe cumplir la condición de $EST_{aVL} \geq 0.5$ mm sin EST_{V1}. Aunque el criterio $EST_{aVL} \geq EST_{V1}$ resulta más conveniente con fines prácticos.

La presencia de una imagen de lesión subepicárdica en aVL se caracteriza por un vector de lesión, que se dirige hacia el subepicardio de la cara lateral izquierda alta y se aleja de las derivaciones precordiales derechas (V1 y V2) e inferiores. Por eso, la cara lateral alta puede tener imágenes especulares no solo en derivaciones de la cara inferior sino también en precordiales derechas, V1 y V2.

Por otro lado, las oclusiones que se encuentran distales a D1 (oclusiones medio-distales) no generan EST en las derivaciones I, aVL, ni DST en espejo en II, III o aVF. La consideración de oclusiones medio-distales surge cuando no se cumplen los criterios mencionados previamente para las oclusiones proximales.

---

[43] El fascículo antero-superior se encuentra, igualmente, exclusivamente irrigado por la DA.

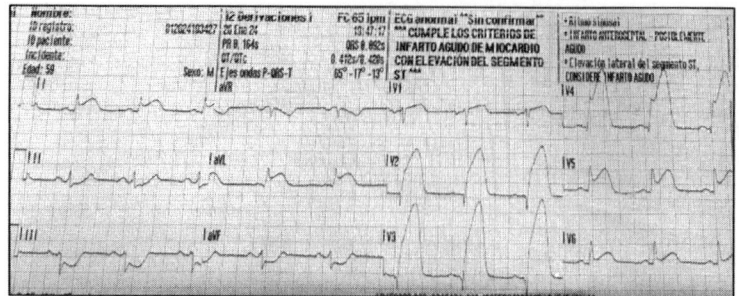

Figura-ECG 5. Se muestra una imagen de lesión subepicárdica anterolateral extensa (en derivaciones V2 a V6, I y aVL). Además, se puede observar la imagen especular en cara inferior.

III.3.2.2. PATRÓN IAMCEST TRONCO COMÚN

En la obstrucción del tronco común de la coronaria izquierda, se genera una corriente de lesión subendocárdica extensa. Se ha propuesto que la relación $EST_{aVR} > EST_{V1}$, posee una sensibilidad del 81% y una especificidad del 80% para el diagnóstico de la obstrucción del tronco.

Se ha observado que el vector de lesión subendocárdico asociado se desplaza hacia arriba y a la derecha, en un rango de 90° a 180°[44], en el 100% de los pacientes con obstrucción del tronco. Este desplazamiento resulta en la presencia de EST_{aVR} y DST_{II}. Por lo tanto, un vector de lesión que se sitúe fuera del cuadrante (90°)-(180°) descarta la obstrucción del tronco. En el plano horizontal, un vector de lesión (ya sea anterior o paralelo en dicho plano) produce EST_{V1} y DST_{V3-V6}; excluimos V2, porque a menudo no manifiesta DST ni EST.

Entre las coronarias, solo la obstrucción de la Cx puede tener el vector de lesión situado entre (90°)-(180°). Sin embargo, a diferencia del tronco, el vector asociado a la obstrucción de la

---

[44] No confundir el eje eléctrico de un vector de lesión (punto J y segmento ST) con el eje eléctrico del QRS.

Cx siempre se encuentra en una posición posterior en el plano horizontal.

La EST_{aVR}, tanto en pacientes con obstrucción proximal de la DA como del tronco, se ha atribuido a la isquemia transmural de la zona basal del septo interventricular debido a la oclusión de la rama S1. El predominio muscular en esta parte basal del septo origina el desplazamiento del vector hacia arriba en el plano frontal, resultando en EST en aVR y aVL, y DST en las derivaciones inferiores.

La desviación izquierda del eje cardíaco o la presencia de un hemibloqueo anterior (eje izquierdo con QRS en I y aVL con morfología qR), permite prever la obstrucción del tronco con una sensibilidad del 75%. Sin embargo, al combinarlo con un vector de lesión en el cuadrante (90°)-(180°), la especificidad se eleva al 100%. Este hemibloqueo anterior es frecuentemente transitorio y tiende a desaparecer con la resolución de la isquemia. Recordemos: El fascículo antero-superior se encuentra exclusivamente irrigado por la DA.

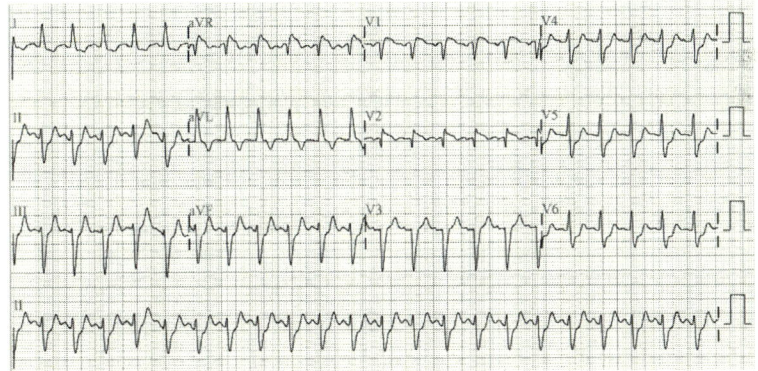

Figura-ECG 6. El ECG sugiere una oclusión severa aguda del tronco común. Se observan infradesniveles difusos del segmento ST, con supradesnivel en aVR.

III.3.2.3. PATRÓN IAMCEST INFERIOR

El *patrón de IAMCEST Inferior* se define por la presencia de EST en al menos dos derivaciones inferiores en ausencia de EST en derivaciones anteriores. En este contexto, la primera consideración debe dirigirse hacia la CD, específicamente a su rama interventricular posterior, como principal sospechosa de la ARI. No obstante, si se tiene previo conocimiento de que el paciente presenta una dominancia izquierda, aunque esto sea poco probable, se debería considerar la posibilidad de una oclusión en la Cx.

Desde el punto de vista anatómico, el vector de lesión mostrará una dirección hacia la derivación III si la ARI es la CD (apuntando más hacia la derecha), y tendrá una dirección hacia la derivación II si la ARI es la Cx (apuntando más hacia la izquierda). Por lo tanto, observar $EST_{III} > EST_{II}$ podría indicar una mayor probabilidad de que la ARI sea la CD.

Examinando más a fondo, una oclusión distal en una DA envolvente podría dar lugar a un patrón de IAMCEST Inferior.

Siguiendo la anatomía de la CD y considerando que la rama interventricular posterior irriga un área más extensa que la rama posterolateral, una oclusión proximal en la CD tiende a generar un vector de lesión con predominio inferior, mientras que una oclusión medio-distal produce, según se ha podido evidenciar, un vector con predominio posterior. En función de esto, podemos examinar las derivaciones inferiores y posteriores para prever la ubicación de la oclusión. En caso de no tener derivaciones posteriores disponibles, por alguna razón, podemos buscar una derivación anterior que enfrente la cola del vector de lesión dirigido hacia la cara posterior; V1-V3 resultan ser opciones útiles para buscar imágenes especulares de la cara posterior.

Ante un patrón inferior causado por una oclusión proximal de la CD, es posible observar una EST_{III} que supera el doble del DST_{V3}: $EST_{III} > 2DST_{V3}$. La situación es opuesta en las oclusiones medio-distales. Sin embargo, una especificidad del 97% se logra al observar que la

EST$_{III}$ es mayor que EST$_{II}$ y EST$_{V1}$, lo cual predice una oclusión proximal de la CD. Esta tendencia "hacia la derecha" se puede visualizar en la Fig.I.10, donde se observa el predominio derecho más pronunciado en la derivación III respecto a II y V1. Normalmente, la oclusión proximal de la CD afecta a las ramas del VD, las cuales son ramas proximales, provocando un desplazamiento del vector de lesión hacia la derecha.

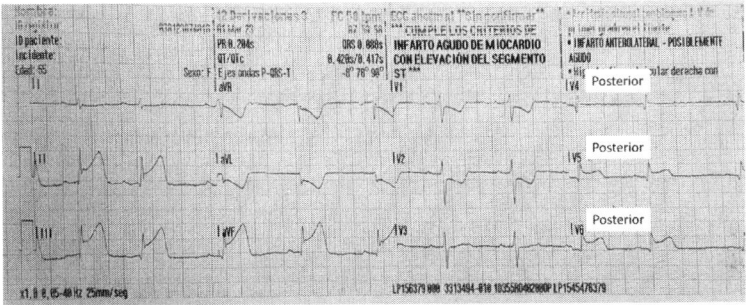

Figura-ECG 7. Se presenta una imagen de lesión subepicárdica infero-posterior. Se han tomado derivaciones posteriores. Se destaca la imagen especular en aVL (espejo de la cara anterior) y en V1-V2 (espejo de la cara posterior).

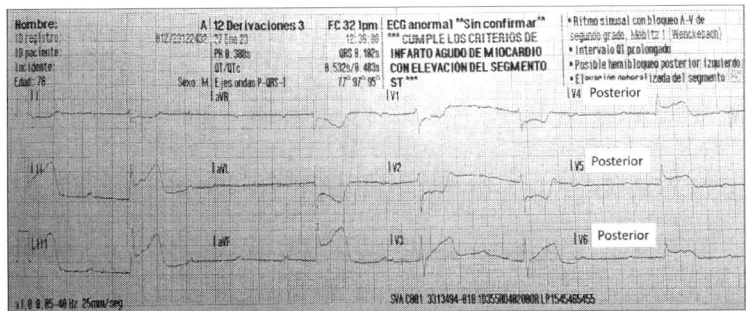

Figura-ECG 8. Se presenta un bloqueo AV completo en el contexto de un IAM inferior. La oclusión total proximal de la CD afecta tanto a la rama interventricular posterior (cara inferior) como a la rama del nodo AV, que surge a nivel proximal de la rama posterolateral.

III.3.2.4. PATRÓN IAMCEST
LATERAL AISLADO

El inusual *patrón de IAMCEST Lateral Aislado* se define como la presencia de EST en al menos dos derivaciones laterales (I, aVL, V5 y V6) en ausencia de EST en derivaciones anteriores o inferiores.

La ARI, en primera instancia, debería ser la rama D1. No obstante, existen otras dos posibilidades, que en orden de frecuencia son:

1. DA: Cuando D1 presenta alguna predisposición previa, como una estenosis, y experimenta anticipadamente los efectos isquémicos debido a la obstrucción proximal de la DA.
2. Cx proximal: Especialmente, por afectación de la primera rama OM, OM1.

Para anticipar una oclusión en la OM1 de la Cx proximal (y descartar la rama D1), se analiza la derivación V2; en este caso, se espera detectar un DST con una especificidad del 95%. El vector de lesión estará dirigido hacia las derivaciones izquierdas y posteriores si existe afectación en la OM1, y se alejará de las derivaciones anteriores y derechas (V1 y V2).

III.3.2.5. PATRÓN IAMCEST
POSTERIOR AISLADO

La presencia de DST en precordiales anteriores y/o ondas T picudas debería levantar la sospecha de una posible imagen especular con ondas T negativas y/o EST en la cara posterior, lo cual podría corresponder a un IAMCEST Posterior Aislado.

Para confirmar un *patrón de IAMCEST Posterior*, debemos verificar la presencia de la EST, que debe ser igual o superior a 0.5 mm en las precordiales posteriores V7-V9.

Un IAMCEST Posterior puede originarse en cualquier coronaria, pues la rama posterolateral de la CD irriga la pared posterior, y la Cx de la coronaria izquierda también lo hace. De este modo, un infarto posterior puede estar asociado comúnmente con un infarto inferior o uno anterolateral, siendo los IAMCEST Posteriores Aislados muy poco frecuentes.

III.3.2.6. PATRÓN PERICARDITIS

Un correcto diagnóstico etiológico implica un adecuado diagnóstico diferencial. La pericarditis aguda puede simular un IAMCEST y debemos tenerlo como diferencial de primera instancia ante EST.

El llamado "Patrón Pericarditis" simplemente no existe; lo único de lo que podemos hablar es de una EST difusa, es decir, que no sigue un patrón anatómico coronario específico, pues se presenta con patrones mixtos de afectación de las arterias coronarias derecha e izquierda. Otras posibles alteraciones electrocardiográficas que podrían observarse incluyen patrones de EST cóncavos (los IAMCEST suelen tener patrones convexos, como regla general), descensos difusos del segmento PR, DST_{aVR}, disminución progresiva del voltaje de la onda R (mala progresión), y EST-T concordantes (a diferencia de los IAMCEST, que son discordantes, como regla general).

La EST y otros cambios en la repolarización se deben a alteraciones electrofisiológicas en el miocardio. En términos moleculares, la pericarditis provoca inflamación del pericardio, lo cual conlleva a un aumento en la concentración de citoquinas inflamatorias locales y séricas, como el factor de necrosis tumoral alfa (TNF-α), la interleucina 1 beta (IL-1β) e interleucina 6 (IL-6). Estas citoquinas podrían afectar la función de los canales iónicos en la membrana celular de las células miocárdicas contiguas al pericardio, así como la adecuada perfusión transmural.

En particular, la pericarditis provoca una disminución en la actividad del canal Kir, mediada por TNF-α, en la membrana celular de las células miocárdicas. El TNF-α desencadena un aumento de la corriente saliente de K^+ y una disminución de la corriente entrante de Ca^{2+}. Estos cambios conducen a una reducción en la duración del PA, debido a la salida excesiva de K^+ durante la repolarización. Este fenómeno podría llevar a la EST, afectando las fases 1 y 2 en sucesivos potenciales.

Por otra parte, la IL-1β se ha asociado con la EST en la pericarditis. La IL-1β puede incrementar la producción de óxido nítrico en las células miocárdicas, y este puede disminuir la actividad del canal I_{CaL}. Esto no solo podría reducir la cantidad de Ca^{2+} disponible para la contracción muscular en la fase de meseta, sino que también puede contribuir a una repolarización más rápida (menos cargas positivas internas) y, en última instancia, a la EST.

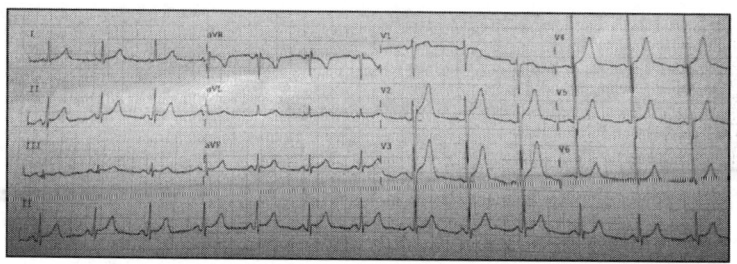

Figura-ECG 9. Pericarditis. Se observan elevaciones difusas del segmento ST, con una tendencia notable hacia la concavidad.

III.3.2.7. PATRÓN REPOLARIZACIÓN PRECOZ

Hemos discutido anteriormente algunos aspectos del Patrón de Repolarización Precoz; aquí, bastará señalar que se presenta con una EST difusa de forma cóncava (similar a la pericarditis).

Esta elevación es típicamente generada por el arrastre del punto J, pudiendo manifestarse como un empastamiento a ese nivel, dando lugar a una onda positiva conocida como *onda J* (*onda de Osborn*). En situaciones en las que no se visualiza esta onda, es posible observar un "arrastre" final del complejo QRS (Véase Fig. III.5), que simplemente es un retraso en la conducción final del QRS y que "oculta" a la onda J. En cualquier caso, es necesario que se vea la afectación en al menos dos derivaciones contiguas para establecer el diagnóstico.

La onda J de Osborn puede explicarse mediante la suma de los PA subepicárdicos y subendocárdicos. La pronunciación de la espiga y pérdida del domo subepicárdico debido al aumento de corrientes I_{KTO} favorecen la aparición de una prominencia positiva (la onda J) al sumar ambos PA (Véase Fig.III.6). Esta onda representa un fragmento de repolarización subendocárdica que percibimos debido a la pérdida de una porción del domo subepicárdico.

Este patrón no es tan fisiológico como se pensaba, pues, entre otras arritmias, podría dar lugar a las mencionadas reentradas de fase 2.

Las regiones subepicárdicas exhiben un PA más breve derivado del aumento de las corrientes I_{KTO} en comparación con el resto del tejido miocárdico. Este fenómeno conduce a que estas células ingresen de manera prematura al periodo refractario relativo y al reposo, propiciando la posibilidad de su reexcitación y la generación de nuevas despolarizaciones.

Cuando una zona del miocardio se encuentra en fase 2, a través de uniones Gap puede facilitarse la transmisión patológica del impulso eléctrico. Este proceso da lugar a postdespolarizaciones tempranas capaces de desencadenar desde simples extrasístoles ventriculares hasta circuitos de reentrada intraventricular, que en algunos casos pueden llevar a la muerte por fibrilación ventricular.

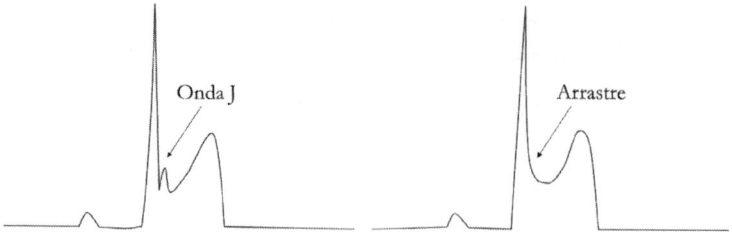

Figura III.5. Formas de presentación electrocardiográfica de la Repolarización Precoz: A la izquierda, la onda J de Osborn; a la derecha, el arrastre (o *slurring*, del inglés).

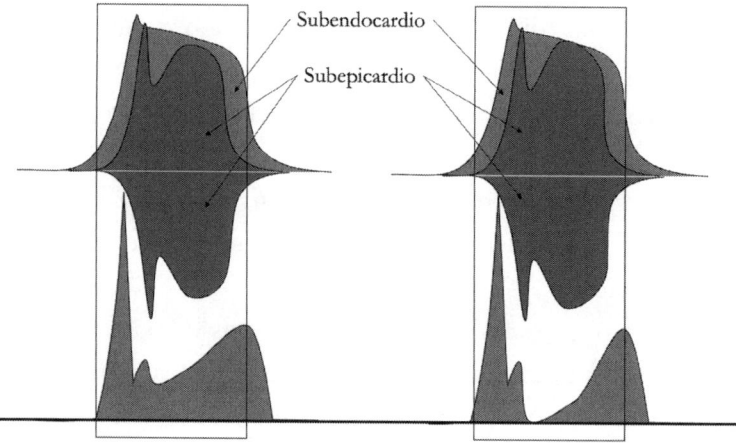

Figura III.6. Teoría de generación de la onda J en la Repolarización Precoz, a partir de las sumas de los PA. Nótese que podemos tener diferentes morfologías del segmento ST de acuerdo con la morfología del domo de la fase 3.

Hemos alcanzado un punto significativo en nuestro estudio, donde podríamos detenernos y reflexionar sobre lo aprendido hasta ahora. Sin embargo, invito a aquellos con espíritu intrépido a acompañarme hacia el próximo capítulo. En él, exploraremos las bases físicas, bioquímicas y matemáticas que subyacen a los fenómenos que hemos analizado hasta el momento. Esta inmersión más profunda nos permitirá no solo ampliar nuestro entendimiento, sino también solidificar y reforzar los conceptos previamente abordados. Enfrentar este desafío con valentía nos proporcionará una visión más completa y enriquecedora de la materia.

No se preocupe si no disfruta de bases muy sólidas, los temas que trataremos serán autocontenidos y didácticos. Comenzaremos asumiendo la falta de conocimiento incluso de fenómenos tan básicos como la *difusión de sustancias*.

Capítulo IV.
Bases fisicoquímicas
y matemáticas

Este capítulo es completamente opcional y está diseñado para aquellos interesados en explorar las bases que sustentan la fisiopatología abordada hasta este punto. Comencemos.

IV.1. TRANSPORTE IÓNICO A TRAVÉS DE MEMBRANAS BIOLÓGICAS

IV.1.1. DIFUSIÓN

El movimiento de las sustancias, específicamente de un soluto, en una disolución, puede modelarse como pequeñas partículas en constante movimiento, interactuando mediante choques entre ellas. Debido a este movimiento y choque, las sustancias tienden a fluir desde áreas de mayor concentración, con mayor probabilidad de choques, hacia aquellas de menor concentración. Este fenómeno se conoce como *difusión* y es innegablemente intuitivo.

Cuando tenemos un soluto A en un compartimento X, el *potencial químico* de A en ese compartimento se define como:

$$\mu_{A \text{ en } X} = \mu_0 + k \log C_{A \text{ en } X},$$

donde k es una constante de proporcionalidad, y hace que μ tenga unidades de J/mol. En la literatura, comúnmente se utiliza k=2.3RT, donde el 2.3 se incorpora para trabajar con el logaritmo en base 10 en lugar del logaritmo natural (ln(x)=2.3log(x)), R es la constante fundamental de los gases ideales y T es la temperatura en Kelvin (K). Al fijar la temperatura en un valor constante, podemos simplificar la ecuación, como hemos hecho. μ_0 es el potencial en *condiciones estándar*, que son escenarios predefinidas de presión (por ejemplo, 1 atm) y temperatura (por ejemplo, 273 K), que varían dependiendo de si el proceso en estudio es biológico o químico. C, simplemente representa la concentración de A en el compartimento X. Así, μ es el potencial químico de A en X y representa la "fuerza" que impulsa a los distintos solutos A hacia otros compartimentos menos concentrados.

Si tuviéramos otro soluto, llamémosle B, en otro compartimento, denominémosle Y, el potencial químico de B en ese compartimento se expresaría de manera similar, y podríamos efectuar la siguiente variación:

$$\Delta\mu = \mu_A - \mu_B.$$

Esta es la fuerza neta que impulsa el movimiento de una u otra sustancia hacia uno u otro compartimento, hasta alcanzar el equilibrio. Es decir, se llega a un valor de concentración en el cual el flujo neto de cada sustancia entre los compartimentos se anula.

Por otro lado, el flujo de una sustancia a través de una membrana es directamente proporcional a la diferencia de concentración de la sustancia en ambos lados de la membrana y al área de contacto de la membrana con la disolución. Además, es inversamente proporcional al espesor de la membrana. Este planteamiento es lógico e intuitivo.

Lo que acabamos de expresar se conoce como la *Ley de Fick* de la difusión. Solo falta agregar que no todas las membranas tienen las mismas propiedades para permitir que los solutos difundan a través de ellas; cada membrana implica un coeficiente de difusión diferente para cada soluto. Formulemos la Ley de Fick:

$$J = \frac{Ds \cdot A \cdot \Delta C}{\Delta x},$$

donde Ds es el coeficiente de difusión; 'A', el área de la membrana que está en contacto con la disolución; ΔC, la diferencia de concentración de la sustancia a ambos lados de la membran, y Δx, el espesor de la membrana. Llamémosle a J *flujo de difusión*.

A veces, al cociente $\Delta C/\Delta x$ se le denomina *gradiente* (lo abrevian como Gx), y al cociente $Ds/\Delta x$, *permeabilidad* (lo abrevian Px).

Si a la Ley de Fick le agregamos un vector de magnitud 1, orientado hacia el compartimento menos concentrado, tendríamos como resultado un vector de magnitud J y dirigido hacia la dirección en la que la sustancia tiende a moverse.

Si imaginamos una membrana biológica específica, con un área determinada y un espesor específico, podemos reescribir la Ley de Fick de la siguiente manera:

$$J = k\,\Delta C,$$

donde k es una constate de proporcionalidad que contiene los valores Ds, 'A' y Δx de la membrana.

Si representamos gráficamente esta fórmula, obtendríamos una función lineal, lo que significa que si duplicamos la concentración, el flujo se duplica también.

Sin embargo, hemos supuesto hasta ahora que las sustancias que difunden no tienen una carga asociada. Sabemos que, para el transporte iónico, lo que importa es tanto la concentración como la carga del ion. Veamos.

IV.1.1.1. DIFUSIÓN DE IONES A TRAVÉS DE MEMBRANAS

Imaginemos dos compartimentos, X e Y, separados por una membrana permeable al Na^+ y Cl^-. Si tenemos una disolución de NaCl en X con una concentración determinada, y en Y la misma sustancia pero con una concentración menor, el potencial químico para Na^+ y Cl^- en X (que son iguales porque ambos están a la misma concentración) será mayor que el potencial químico para los mismos iones en Y. Por lo tanto, el flujo iónico tendría sentido de X hacia Y sin modificación de la relación Na^+/Cl^-. Este sistema evoluciona hasta alcanzar un punto donde el flujo neto sea nulo.

Supongamos ahora que la membrana es impermeable a uno de los iones, por ejemplo, al Cl^- (membrana semipermeable). En este caso, los iones Na^+ se moverían hacia el compartimento Y debido a su potencial químico, aumentando la cantidad de carga positiva en este compartimento y disminuyendo la cantidad de carga positiva en el compartimento X (haciéndolo más negativo). Con el tiempo, el sistema evoluciona de manera que gran parte de los iones Na^+ que han atravesado la membrana no pasan a la disolución Y, sino que se quedan "atrapados" en la cara de la membrana contigua a Y, al ser atraídos por los iones Cl^-. Por su parte, los iones Cl^- se quedan cercanos en la cara de la membrana contigua a X, atraídos por el Na^+ del otro lado. (Véase Fig.IV.1)

Las cargas opuestas a ambos lados de la membrana pueden considerarse estáticas, de modo que la fuerza de atracción entre las cargas generadas es directamente proporcional al producto de sus magnitudes e inversamente proporcional al cuadrado de la distancia entre ellas. Si permitimos que una de ellas "fluya un poco", tenderá a seguir una línea recta hacia la carga opuesta. La misma fuerza será de repulsión si las cargas coinciden en signo. Todo esto, sin necesidad de fórmulas, se describe mediante la *Ley de Coulomb*.

En resumen, el Na^+ posee un potencial químico que lo impulsa hacia fuera, pero se le opone un potencial dependiente de la carga (potencial eléctrico) que lo atrae hacia el interior. El flujo neto de Na^+ se alcanzará cuando el potencial eléctrico y el potencial químico se igualen. Una membrana que actúa como un aislante de cargas opuestas puede ser concebida como un "almacenador" de cargas, es decir, en términos de Física, un *capacitor*.

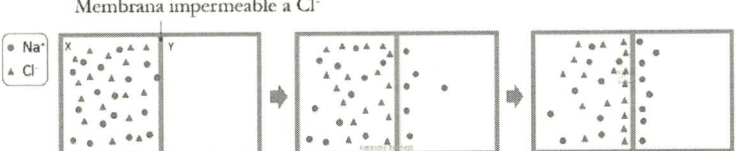

Figura IV.1. Evolución de una disolución de NaCl en un sistema de compartimentos separado por una membrana semipermeable. A la derecha, se aprecia la disposición de las cargas opuestas a ambos lados de la membrana.

¿Existe electroneutralidad en los compartimentos X e Y? Pues depende; para ello, analizaremos las disoluciones X e Y alejadas de la membrana.

Recordemos que el Na^+ no difundió hacia la disolución Y; por lo tanto, la solución alejada de la membrana no se ha visto modificada por el paso de Na^+ y es electroneutra. Tampoco la disolución en el compartimento X se ha alterado, ya que los iones Cl^- están contiguos a la membrana; asimismo, es electroneutra. Por otro lado, el sistema conformado por la membrana y sus cargas opuestas contiguas también es electroneutro.

El estudio del sistema de dos compartimentos puede realizarse a través de las tres subdivisiones electroneutras mencionadas anteriormente o simplemente considerando a los dos comparti-mentos que, de hecho, tendrán un exceso de carga. Por tanto, la elección de la electroneutralidad compartimental recae en noso-tros y dependerá del modelo que nos interese para el estudio. De momento.

La fórmula del potencial químico que ya hemos revisado, $\mu_{A\,en\,X} = \mu_0 + k \log C_{A\,en\,X}$, se modifica al agregarle el poten-cial eléctrico para obtener el potencial electroquímico. Esta mo-dificación implica sumarle zFV, donde z representa el número de oxidación[45] del ion que difunde. La *constante de Faraday*, F, corresponde a la cantidad de carga eléctrica presente en 1 mol de electrones, y V, representa la diferencia de potencial eléctrico entre ambos compartimentos. Por lo tanto, la fórmula resultante queda:

$$\Psi = \Psi_0 + k \log C_{A\,en\,X} + zFV,$$

donde Ψ es el nuevo potencial, al cual llamamos *potencial elec-troquímico* de A en el compartimento X. Simplemente hemos sumado al potencial químico la cantidad zFV, cambiando así la variable μ por Ψ, sin más.

El potencial electroquímico también tiene unidades de J/mol.

Tanto para el Na^+ como para el Cl^-, al llegar al final de la evo-lución del sistema, donde el flujo neto de cada ion es cero, habrá un único valor de voltaje en el cual el potencial químico se iguala al potencial eléctrico. Esta situación se caracteriza como un *equi-librio electroquímico*, y el voltaje en estas condiciones se calcula mediante la Ecuación de Nernst.

---

[45] Por recordatorio, el *número de oxidación* se refiere a la carga aparente con la que un elemento químico actúa cuando forma parte de una sustancia; por ejemplo, el sodio en el NaCl tiene un número de oxidación de +1, mientras que el cloro tiene -1.

Según los razonamientos anteriores, para que el flujo neto sea cero, el potencial electroquímico del ion en un compartimento (al que llamaremos interior, *int*) debe ser igual al potencial electroquímico del mismo ion en el otro compartimento (al que llamaremos exterior, *ext*). En otras palabras, en el equilibrio se cumple:

$$\Psi_{int} = \Psi_{ext}.$$

Si sustituimos las fórmulas correspondientes en esta igualdad, considerando al Na^+ como ion de estudio, obtenemos:

$$V_{int} - V_{ext} = \frac{k}{zF} \log \frac{C_{Na^+ext}}{C_{Na^+int}}.$$

Sustituyendo constantes:

$$\Delta V = \frac{61}{+1} mV \log \frac{C_{Na^+ext}}{C_{Na^+int}}.$$

Lo que resulta es la Ecuación de Nernst para el potencial electroquímico del Na^+ en los compartimentos *int* y *ext*. Nótese que, comparando con lo que vimos en el apartado "II.3.2. Ecuaciones de Nernst ...", la concentración en *int* queda en el denominador del cociente del logaritmo y no se utiliza el criterio de signos (negativo para iones positivos y positivo para iones negativos). Esto se debe a que al agregar z en este arreglo de la ecuación, el signo resultante coincidirá siempre con la carga en *int*.

Consideremos ahora un ejemplo numérico. Supongamos que, al inicio, la concentración de Na^+ en *int* es de 1 mol/L y en *ext* es de 0.1 mol/L. Al calcular la Ecuación de Nernst, obtenemos:

$$\Delta V = \frac{61}{+1} mV \log \frac{0.1}{1} = -61 \ mV.$$

Así, el signo negativo que resulta en la ecuación coincide con la carga en *int*, que es negativa. Por lo tanto, -61 mV es el voltaje que produce un potencial eléctrico de igual magnitud al potencial químico, de manera que el flujo neto de Na^+ entre dos compartimentos sea cero.

IV.1.2. ELECTRONEUTRALIDAD COMPARTIMENTAL

Por último, incorporemos polipéptidos de carga negativa, los aniones proteinatos.

Supongamos un compartimento *int* con una concentración de 100 mmol/L de proteinato de potasio (PrK) y otro compartimento *ext* con KCl a una concentración de 100 mmol/L. Ambos están separados por una membrana semipermeable (donde el anión polipeptídico no difunde), asegurando que cada compartimento sea electroneutro.

El sistema evolucionará de tal manera que el Cl^- se moverá debido al potencial químico en dirección *ext* → *int*, seguido por los K^+ que se desplazan por potencial eléctrico. Sin embargo, la concentración de K^+ en *int* aumentará hasta el punto en que tiende a volver hacia *ext*, seguido por los Cl^- por potencial eléctrico. Este proceso continuará hasta alcanzar el equilibrio electroquímico para cada ion difusible.

En este estado de equilibrio electroquímico, el Cl^- quedará cargando la cara interna de la membrana en *int*, mientras que el K^+ cargará la cara interna de la membrana en *ext* (Véase Fig.IV.2).

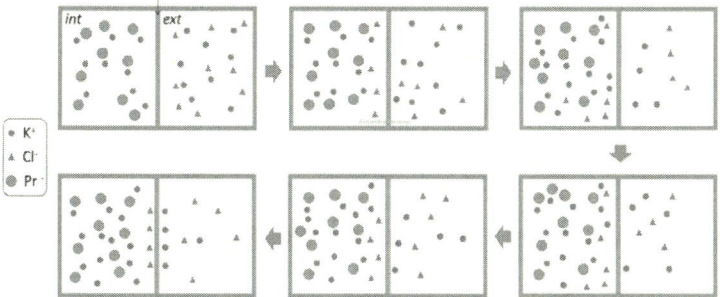

Membrana impermeable a Pr⁻

Figura IV.2. Evolución del sistema de dos compartimentos separados por una membrana semipermeable cuando se añaden aniones proteinato (Pr⁻).

Analicemos el mismo sistema, pero evolucionado en su totalidad, cuando se ha alcanzado el equilibrio. En momentos iniciales, el K⁺ estará más concentrado en *int* que en *ext*. A pesar de que por potencial químico tendería a ir hacia *ext*, este movimiento se ve contrarrestado por el potencial eléctrico generado por el Cl⁻ que ha pasado a *int*, ocupando las zonas contiguas a la membrana y atrayendo hacia *int* a cualquier K⁺ que intente moverse hacia *ext*.

Por otro lado, el Cl⁻ tenderá, por potencial químico, a continuar su paso hacia *int*, pero se encuentra con la oposición del potencial eléctrico. En esta situación, hay una dependencia mutua entre el K⁺ y el Cl⁻, de modo que sus potenciales eléctricos son iguales en magnitud:

$$\Delta V_{K^+} = \Delta V_{Cl^-}.$$

Si sustituimos las fórmulas correspondientes y efectuamos algunas transformaciones:

$$C_{K^+_{int}} \cdot C_{Cl^-_{int}} = C_{K^+_{ext}} \cdot C_{Cl^-_{ext}}.$$

Esta igualdad, conocida como *Equilibrio Donnan*, tiene una utilidad particular para el análisis numérico del sistema anterior. Veamos.

Llamémosle x a la concentración de Cl⁻ en *int* en el equilibrio, $C_{Cl^-_{int}}$, *a priori* desconocida. Sabemos las condiciones con las que comenzamos, pero no sabemos lo que ocurre en el equilibrio. Sin embargo, podemos deducirlo:

- $C_{K^+_{int}}$ =100 (mmol/L)+x: Sumamos a la cantidad inicial, la cantidad de K⁺ que pasó, la cual coincide con la cantidad de Cl⁻ que pasó, x.
- $C_{Cl^-_{ext}}$=100 (mmol/L)-x.
- $C_{K^+_{ext}}$ =100 (mmol/L)-x.

Al reemplazar estas expresiones en la fórmula del Equilibrio de Donnan y operar, obtenemos x=30 mmol/L. Sustituyendo x en cada expresión anterior, tenemos:

- $C_{Cl^-_{int}}$=30 mmol/L.
- $C_{K^+_{int}}$ =130 mmol/L.
- $C_{Cl^-_{ext}}$=70 mmol/L.
- $C_{K^+_{ext}}$ =70 mmol/L.

Si tomamos en cuenta los aniones proteinato, los cuales estaban en una concentración de 100 mmol/L, analicemos: El compartimento *int* tiene en el equilibrio 30 mmol/L (Cl⁻) + 100 mmol/L (Pr⁻) de aniones y 130 mmol/L (K⁺) de cationes, lo que significa que es electroneutro. Por su parte, el compartimento *ext* tiene 70 mmol/L (Cl⁻) de aniones y 70 mmol/L (K⁺) de cationes, siendo también electroneutro. Es importante enfatizar que ambos compartimentos son electroneutros a pesar de que su membrana esté "cargada". Podemos afirmar que existe, por tanto, electroneutralidad compartimental.

Como ya disponemos de las concentraciones en el equilibrio para cada ion, podemos utilizar la ecuación de Nernst para determinar la diferencia de potencial a la cual se alcanza este equilibrio:

$$\Delta V_{K^+} = -18\ mV.$$

Así, el compartimento *int* está "cargado" negativamente.

¡Pero cuidado!, este razonamiento funciona pero introduce una contradicción biofísica. Calculemos brevemente la osmolaridad entre los compartimentos:

$$Osmolaridad = \frac{n_{osm}}{V},$$

donde n_{osm} es el número de osmoles[46] y V el volumen del solvente. Como cada mol de estos iones implica 1 mol de sustancia osmóticamente activa, 1 osmol, tenemos:

- Osmolaridad$_{int}$=(30+100+130)(mOsm)/L=260 mOsm/L.
- Osmolaridad$_{ext}$=140 mOsm/L.

El agua, entonces, tenderá a moverse hacia el espacio intracelular mediante el proceso de ósmosis, impulsada por la creación de un gradiente osmótico que genera una tendencia a disminuir la concentración en *int* y, por tanto, un aumento en la concentración en *ext*. Este fenómeno provoca que los iones presentes en el medio *ext* migren hacia *int* debido al potencial químico, iniciando así un ciclo iterativo. Este ciclo persistiría hasta agotar el medio *ext* y saturar el *int*, siempre que existan iones no difusibles, como el proteinato.

No obstante, si este proceso ocurriera sin regulación en nuestras células la viabilidad de la vida estaría comprometida. Las células resuelven este desafío mediante la acción de bombas iónicas, tal como la bomba Na$^+$/K$^+$ ATPasa, que contrarresta este estallido osmótico teórico al mantener un equilibrio adecuado de iones.

---

[46] Osmol: Número de moles de un compuesto que contribuye a la presión osmótica; por ejemplo, 1 mol/L de NaCl tendría 2 Osm/L.

IV.1.3. POTENCIAL DE MEMBRANA EN REPOSO EN LA CÉLULA HUMANA

El interior de la célula humana contiene diversos aniones no difusibles, como ácidos nucleicos, proteínas con carga negativa[47] y fosfatos, entre otros, los cuales superan la cantidad de carga positiva principalmente atribuida al K^+. A esto se le atribuye el fenómeno de electronegatividad intracelular. Por otro lado, la presencia de estos aniones no difusibles da lugar al fenómeno previamente abordado (Equilibrio Donnan), que, de no ser por la acción reguladora de bombas en las membranas celulares, podría desencadenar un estallido osmótico.

Los iones que experimentan difusión poseen potenciales químicos específicos, si bien la permeabilidad de la membrana biológica a dichos iones desempeña un papel crucial. En condiciones de reposo, la membrana plasmática exhibe una alta permeabilidad al K^+, una permeabilidad moderada al Cl^- y una casi impermeabilidad al Na^+.

En la membrana celular humana, el K^+ exhibe una tendencia a salir debido a su potencial químico, pero simultáneamente es atraído por el potencial eléctrico, quedando esta carga positiva fijada en la parte exterior de la membrana sin poder llegar a difundir más allá. En cambio, el Cl^- tiende a ingresar por su potencial químico, pero a su vez, busca salir por su potencial eléctrico, generando así una carga negativa almacenada en la parte interior de la membrana. Por otro lado, el Na^+, al tener una difusión limitada, apenas contribuye a la generación de las cargas en lo que hemos denominado capacitor. Si la membrana tuviera una alta permeabilidad al Na^+, este tendería a ingresar tanto por gradiente químico como por el potencial eléctrico.

---

[47] A valores fisiológicos de pH intracelular predominan las proteínas disociadas (desprotonadas), es decir, con carga más negativa.

IV.1.3.1. CAMPO ELÉCTRICO EN EL CAPACITOR DE MEMBRANA

Anteriormente, hemos explorado sistemas que evolucionan de manera que generan un acumulado de cargas opuestas, mutuamente atractivas a ambos lados de la membrana celular. Este tipo de sistema puede analizarse considerando que la membrana actúa como un capacitor.

En términos simples, un capacitor es un dispositivo que almacena carga eléctrica en forma de campos eléctricos. En el contexto de las membranas biológicas, esta analogía del capacitor surge porque las membranas celulares, al separar iones con cargas opuestas a ambos lados, establecen un gradiente eléctrico y acumulan carga eléctrica, comportándose de manera similar a un capacitor en un circuito eléctrico. La aplicación de esta equivalencia nos permite entender mejor los fenómenos eléctricos y osmóticos que ocurren en las células y facilita la interpretación de sus funciones y regulaciones.

Consideremos dos láminas paralelas separadas por un dieléctrico[48] y cargadas con densidades[49] opuestas, denotadas como $-\delta$ y $+\delta$, medidas en unidades de C/m. Consideremos también que las láminas están cargadas de manera uniforme en su superficie. Al introducir cargas de prueba positivas, Q^+, podemos trazar líneas de fuerza eléctrica por unidad de carga, es decir, líneas de campo eléctrico: $\vec{E} = \vec{F}/Q^+$. Estas líneas resultarán perpendiculares a las placas y, por convención, entre las placas apuntan en la dirección $+\delta \rightarrow -\delta$, indicando que las líneas se alejan de las cargas positivas y se acercan a las cargas negativas: En el capacitor, una carga de prueba Q^+ se desplazaría desde las densidades $+\delta$ hacia $-\delta$,

---

[48]   Dieléctrico: Material o medio mal conductor de electricidad.

[49]   Densidades de carga, δ: Representan la cantidad de carga eléctrica, Q, por unidad de superficie: $\delta = Q/Área$.

manifestando un vector de campo eléctrico que sale de las cargas positivas hacia las negativas.

En las regiones exteriores a las placas, los vectores se anulan debido a que exhiben orientaciones opuestas por las densidades de carga que los generan. Sin embargo, entre las placas, los vectores que salen de $+\delta$ y los que entran a $-\delta$, al tener la misma dirección, potencian el campo, duplicándolo. (Véase Fig.IV.3)

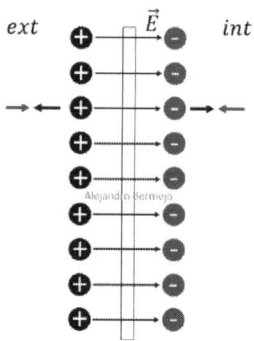

Figura IV.3. Vectores del campo eléctrico entre las láminas de un capacitor. Se aprecia que los vectores que se originan en las cargas positivas (apuntan hacia afuera) se cancelan con los que convergen hacia las cargas negativas (apuntan hacia dentro) en las zonas externas a las láminas debido a sus direcciones opuestas. Sin embargo, en el espacio entre las láminas, estos vectores comparten la misma dirección y sentido, resultando en que su combinación aumente su magnitud.

Para pequeñas distancias entre las láminas, y cuando el dieléctrico que las separa es el vacío, la magnitud del campo eléctrico se puede determinar mediante la fórmula $E=\delta/\varepsilon_0$, donde ε_0 representa la permitividad eléctrica del vacío (8.85×10^{-12} F/m), una medida que cuantifica la influencia del medio, en este caso el vacío, sobre el campo eléctrico entre las placas. En caso de medios diferentes al vacío, se requiere conocer la permitividad eléctrica de dicho medio para el cálculo.

Entonces, si deseamos calcular la magnitud del campo eléctrico en un capacitor de membrana, solo se necesitarían dos datos:

1. La densidad de carga.
2. La permitividad eléctrica de la membrana.

Supongamos que la permitividad de la membrana es $\varepsilon=6.3\varepsilon_0$ y la densidad de carga superficial en ambos lados de la membrana es $\delta=8.4\times10^{-4}$ C/m^2. Entonces, simplemente sustituyendo estos valores en la fórmula $E=\delta/\varepsilon$ y realizando el cálculo, obtendríamos el campo eléctrico deseado. No es necesario realizarlo; simplemente ilustro lo simple que sería el cálculo.

La generación y el mantenimiento de los PMR se basan en la distribución de iones a través de la membrana celular y en su permeabilidad selectiva a estos iones. Este equilibrio iónico crea un campo eléctrico estable entre ambos lados de la membrana. Si bien el cálculo exacto de la magnitud del campo eléctrico puede no ser una práctica común, comprender que podemos estimar la magnitud del campo que "sienten" y "mueve" a los iones a ambos lados de la membrana es algo que debemos incorporar en nuestro arsenal de conocimientos. Este campo eléctrico, fluctuará dependiendo de si estamos en un estado de potencial de reposo o de acción.

IV.1.4. CAMBIOS DE CONCENTRACIÓN IÓNICA POR APERTURA DE CANALES

A este punto del libro, es posible que surja una pregunta motivada por la curiosidad: ¿Cuál es la magnitud de la modificación en las concentraciones extracelulares de Na$^+$ cuando se abren los canales de Na$^+$ durante la fase 0 del PA? Tenemos la idea de que grandes cantidades de Na$^+$ ingresan en fase 0, y por sentido común, debería modificarse el medio extracelular. Esto es algo que en un momento me intrigó bastante, así que quiero compartir el resultado del análisis. Para abordar esto, examinemos el proceso.

Al considerar el cociente entre la cantidad de carga eléctrica depositada a ambos lados de la membrana y la diferencia de potencial a ambos lados de la membrana, obtenemos:

$$C = \frac{Q}{\Delta V},$$

donde a C le denominamos capacitancia, en faradios, F=[C/V]. Aunque, como vimos en acápites anteriores, para el caso de las membranas se acostumbra a hablar de faradio por unidad de área, para acotar la capacitancia a un área determinada, por ejemplo: 1 $\mu F/cm^2$.

Esta fórmula nos permitirá prever la magnitud de la variación en las concentraciones extracelulares de Na^+ durante la fase 0 del PA. En primer lugar, examinaremos la cantidad de iones que ingresan a la célula una vez que los canales rápidos de Na^+ están abiertos.

De la fórmula de capacitancia, tenemos que Q=CΔV. Por tanto, sea una capacitancia de 1 $\mu F/cm^2$ y una variación de potencial de 100 mV (por ejemplo: V_{int}-V_{ext}=-70 mV-(+30 mV)=-100 mV, nos queda Q=100 nFV/cm^2=100 nC/cm^2 (n, nano, n=10^{-9}).

Como es de nuestro conocimiento, la Constante de Faraday representa la carga total de 1 mol de electrones (o su equivalente positivo), F=96500 C/mol. Esto implica que 96500 C es la carga asociada a 1 mol de carga positiva. A modo de recordatorio: 1 C equivale a 6.2×10^{18} veces la carga de un electrón o protón.

El Na^+ al tener número de oxidación de +1, es decir, actúa en la disolución de NaCl como si tuviera un defecto de un electrón o el aumento de un protón, posee una unidad de carga positiva. Entonces, ¿a cuántos moles de Na^+ equivalen 100 nC?:

- 96500 C/1 mol=100 nC/x mol.

- $x = 10^{-12}$ mol = 1 pmol.

donde pmol es picomol. De esta manera, la cantidad de carga transferida en cada cm² de membrana es de 1 pmol/cm². Como se sabe comúnmente, y si no recordamos, 1 mol de cualquier "cosa" equivale a 6.02×10^{23} unidades de "cosas", según lo establecido por el *Número de Avogadro*. Por lo tanto, 1 pmol de iones representa 0.6 Tiones/cm², donde T es tera, o sea, 1 000 000 000 000 unidades.

¿No resulta impresionante? Se transfieren 600 000 000 000 iones de Na⁺ por cada centímetro cuadrado de membrana. ¿No será esto suficiente para modificar la concentración intracelular de Na⁺?

Realicemos un experimento mental considerando solo el paso del Na⁺ para evitar la generación de cargas adyacentes a la membrana. Supongamos una célula cúbica pequeña de 10 μm de lado. El volumen de esta célula es $(10 \ \mu m)^3 = (10 \times 10^{-6} \ m)^3 = 10^{-15} \ m^3 = 10^{-12}$ L = 1 pL, y el área total es $(10 \ \mu m)^2 = 10^{-10} \ m^2 = 10^{-6}$ cm². Como por cada cm² se transfieren 1 pmol, entonces, por cada 10^{-6} cm² se transfieren 10^{-18} mol. Esta cantidad de iones entran a formar parte del soluto del interior celular, que tiene un volumen de 1 pL. ¿Cuánto cambia la concentración de Na⁺ entonces?:

$$\Delta C_{Na^+ intracelular} = \frac{\Delta n}{V},$$

donde, en este contexto, n es la cantidad de sustancia y Δn es la variación de la cantidad de sustancia, que en este caso sería 10^{-18} mol; V, es el volumen (1 pL). Por tanto, $\Delta C_{Na^+ \ intracelular} = 1 \times 10^{-6}$ mol/L = 1 μmol/L.

¿No resulta aún más sorprendente? El cambio en la concentración del Na+ intracelular es apenas una millonésima de mol/L. Es decir, si tenemos en cuenta que la concentración del Na⁺ intracelular es de 12×10^{-3} mol/L = 12 mmol/L, cuando se abren los canales de Na^+, a pesar de que entran seiscientos mil millones de iones de Na^+, la concentración apenas cambia de 0.012 mol/L a 0.012 mol/L + 0.000001 mol/L = 0.012001 mol/L = 12.001 mmol/L. En resumen, el cambio en la concentración es despreciable.

Por lo tanto, al abrirse los canales de Na^+, se producen cambios eléctricos significativos sin afectar la concentración intracelular y, por consiguiente, extracelular de Na^+.

IV.1.5. CORRIENTES IÓNICAS

En este libro, se ha mencionado mucho el término *corrientes iónicas*, representadas por *I*, pero hasta ahora no hemos explorado en profundidad los fenómenos biofísicos que las determinan. Ahora es el momento de hacerlo.

Para entender las corrientes iónicas inducidas por la apertura de canales, es fundamental tener una comprensión previa del concepto de *fuerza electromotriz*, FEM. Esta fuerza es la responsable de "guiar" la difusión de un ion a través de una membrana y está influenciada tanto por la concentración del ion en ambos lados de la membrana como por el potencial de la membrana en ese instante.

Para detallar bien este concepto, consideremos un ejemplo y calculemos la Ecuación de Nernst para el ion K^+ a concentraciones fisiológicas:

$$\Delta V_{K^+} = \frac{61}{+1} mV \log \frac{C_{K^+_{ext}}}{C_{K^+_{int}}} = -86.8 \ mV.$$

Recordemos lo que significa: cuando el potencial del K^+ es de -86.8 mV, los potenciales químico y eléctrico se igualan de tal manera que el flujo neto del ion es cero. En otras palabras, si el potencial de una membrana que separa dos compartimentos donde solo existe K^+ en disolución alcanza los -86.8 mV, esto resultará en que el flujo iónico neto sea cero, logrando así el equilibrio.

Ahora bien, asumamos que el PMR de una célula arbitraria es de -70 mV, es decir, las cargas internas no son lo suficientemente negativas como para atraer suficiente K^+ al interior (o retener el que está) y anular el flujo neto. Por lo tanto, el ion tenderá a difundir hacia el espacio extracelular simplemente porque su vector de potencial químico es superior al vector de potencial eléctrico. Precisamente a la supuesta "fuerza" que impulsa al K^+ hacia fuera es a lo que llamamos FEM. Para el K^+ se define:

$$FEM_{K^+} = V_{membr} - \Delta V_{K^+},$$

donde V_{membr} es el potencial de la membrana en un momento determinado.

Con esta visión, podemos explorar el concepto de *corriente iónica* en Biofísica, pues el desplazamiento de un ion a través de una membrana constituye, esencialmente, una corriente eléctrica. Iniciemos este desarrollo.

La expresión convencional de la Ley de Ohm es la que hemos revisado en secciones anteriores: I=V/R. Como R se define como el inverso de la conductancia, G (Recordemos que G es una medida de la facilidad con la que el ion atraviesa la membrana.): I=G·V. Esta expresión, aplicada a los sistemas biológicos, se manifiesta de la siguiente manera:

$$I_{ion} = g_{ion}(V_{membr} - \Delta V_{ion}),$$

$$I_{ion} = g_{ion} \cdot FEM_{ion},$$

donde g representa la forma convencional de expresar la conductancia G en el transporte transmembrana.

Como ejemplo, para la intensidad de corriente del ion K^+, se tiene:

$$I_{K^+} = g_{K^+} \cdot FEM_{K^+}.$$

Así, al conocer la "distancia" del PEE del K^+ al potencial de membrana, FEM, y comprender la facilidad con la que la membrana permite el paso del ion, g, mediante la expresión g_K+ $\cdot FEM_K+$, podemos obtener una medida de la corriente eléctrica del K^+ a través de la membrana, es decir, la intensidad I_K. Luego, cada canal tendrá una corriente de intensidad I conforme al ion que transporta, tipo de canal, etc.

Al calcular los valores aproximados de FEM para K^+, Cl^-, y Na^+, y considerando una relación entre las conductancias de 1, 1, y 0.05, respectivamente, podemos construir tablas de intensidad para diversos valores de V_{membr}.

Para V_{membr}=0 mV:

V_{membr}=0	K^+	Cl^-	Na^+
FEM	+90	+85	-60
g	1	1	0.05
I	+90	+85	-3
Tipo de corriente	Corriente saliente (o positiva).	Corriente saliente (o positiva).	Corriente entrante (o negativa).

Tabla 1. Valores de intensidad de corriente para K^+, Cl^- y Na^+, cuando V_{membr}=0 mV.

Así, a potenciales V_{membr}=0 mV, la corriente de Na^+ resulta insignificante en comparación con las corrientes de K^+ y Cl^-. Las corrientes salientes de K^+ y Cl^- tenderán a hacer que estos iones salgan e ingresen, respectivamente.

Si observamos, las sumas de las intensidades de las corrientes salientes ascienden a 175, mientras que la corriente entrante apenas alcanza 3. En consecuencia, la tendencia del medio intracelular cerca de la membrana es a cargarse negativamente.

Asumamos ahora que el potencial se ha vuelto más negativo, alcanzando valores de -30 mV. En este caso, se presenta la siguiente tabla:

V_{membr}=-30	K^+	Cl^-	Na^+
FEM	+60	+55	-90
g	1	1	0.05
I	+60	+55	-4.5
Tipo de corriente	Corriente saliente.	Corriente saliente.	Corriente entrante.

Tabla 2. Valores de intensidad de corriente para K^+, Cl^- y Na^+, cuando V_{membr}=-30 mV.

En consecuencia, las corrientes de Na^+ experimentan un ligero aumento, mientras que las corrientes de K^+ y Cl^- disminuyen en magnitud considerable. No obstante, la tendencia persiste en favorecer las corrientes salientes y, por ende, en volver más negativo el interior celular. ¿Hasta qué punto, entonces, debe descender el potencial de membrana para que las corrientes entrantes y salientes se igualen? Veámoslo:

	K^+	Cl^-	Na^+
g	1	1	0.05
I para V_{membr}=0	+90	+85	-3
I para V_{membr}=-30	+60	+55	-4.5
I para V_{membr}=-80	+10	+5	-7

I para V_{membr} =-84	+6.1	+1.1	-7.2

Tabla 3. Valores de intensidad de corriente para K^+, Cl^- y Na^+, cuando los V_{membr}=0,-30,-80, y -84 mV.

Así, cuando el V_{membr} alcanza -84 mV, las corrientes entrantes y salientes se igualan, anulando el flujo neto de iones a través de la membrana. Este punto, sin duda, representa el PMR, donde $I_{entrante} = I_{saliente}$. Es importante observar que el PMR, se asemeja al PEE del ion que más difunde, en el caso de las membranas biológicas: el ion K^+.

En párrafos anteriores mencionamos que el PMR de una célula humana es de -86 mV, sumado a los -4 mV generados por la bomba Na^+/K^+ ATPasa. No debería preocuparnos si nuestros cálculos resultan en -84 mV en lugar de -86 mV, pues estos son cálculos con valores aproximados de concentraciones de iones y permeabilidades. Creo que podemos permitirnos este margen de error de 2 mV.

IV.1.6. TERMODINÁMICA DEL TRANSPORTE A TRAVÉS DE MEMBRANAS.

Debe resultarnos familiar la frase "está favorecido en el sentido..." en relación con la dirección del movimiento de iones a través de compartimentos. No obstante, es obligatorio no limitarse a palabras; es necesario entender cómo medir el grado de este favorecimiento. La *Variación de la Energía Libre*, ΔG, constituye una medida de la espontaneidad de los fenómenos fisicoquímicos y biológicos. Por experiencia experimental, sabemos que todos los procesos tienden hacia valores mínimos de ΔG. Esta premisa es suficiente para predecir la espontaneidad de un proceso fisicoquímico o biológico. Así, la formulación que nos permite anticipar la espontaneidad del transporte a través de membranas es la siguiente:

$$\Delta G = \Delta G^0 + 2.3RT \log \frac{c_{int}}{c_{ext}},$$

donde ΔG^0 representa la variación de Energía Libre en condiciones estándar (lo cual no debe preocuparnos, ya que en procesos de difusión ΔG^0=0), y ΔG es la variación del potencial químico. Es notable la similitud con la Ecuación de Nernst, a excepción de la inversión del cociente en el logaritmo y la nominación diferente de variables. Nosotros podríamos invertir el cociente (tal que log(x/y)=-log(y/x)), resultando en $\Delta G = \Delta G^0$- 2.3RTlog(C_{ext}/C_{int}), pero esto representaría un gasto energético mental innecesario.

La variación de Energía Libre en condiciones estándar, ΔG^0, representa la Energía Libre de un proceso físico en condiciones estándar para procesos biológicos, donde la temperatura (T) es de 25°C (298 K), la presión es de 1 atm y la concentración es de 1 molar (1 M = 1 mol/L) para todas las sustancias presentes. En el contexto de la difusión, ΔG^0 se refiere al cambio de Energía Libre que ocurre cuando una sustancia se difunde de una zona de mayor concentración a una de menor concentración. Como no se requiere energía para que la difusión ocurra, especialmente en condiciones constantes de concentración, la variación de Energía Libre estándar es cero.

Desde el punto de vista termodinámico, la difusión es un proceso en el cual no se requiere energía para que ocurra, pues la energía cinética de las partículas es suficiente para superar cualquier barrera de energía potencial que pueda surgir en su camino. No obstante, en la práctica, puede haber una variación real de Energía Libre asociada con la difusión, debido a condiciones específicas que afectan la facilidad con la que las partículas se desplazan a través de una membrana o un medio determinado. Por ejemplo, la presencia de obstáculos en el trayecto de las partículas, como la membrana misma y sus canales, puede limitar la difusión, requiriendo energía adicional para que las partículas superen estos obstáculos.

Ahora consideremos partículas cargadas. Para incorporar esta consideración, al igual que modificamos la Ecuación de Nernst, añadiremos la contribución del potencial eléctrico, denotada $zF\Delta\Psi$, donde z representa directamente la carga del ion, F es la constante de Faraday y $\Delta\Psi$ es la variación de voltaje a ambos lados de la membrana. La ecuación resultante es la siguiente:

$$\Delta G = 2.3RT \log\frac{C_{int}}{C_{ext}} + zF\Delta\Psi,$$

donde ΔG ahora representa nuestro *potencial electroquímico* en términos termodinámicos. No debemos interpretarlo como el potencial eléctrico que compensa al potencial químico, (por eso no es una Ecuación de Nernst) sino como el grado de *espontaneidad* para que el ion difunda hacia el compartimento interno.

De tal modo que:

- Si $\Delta G<0$, afirmamos que el transporte es exergónico, libera Energía Libre y la hace tender a un mínimo, lo que favorece la entrada del ion hacia el compartimento *int*.
- $\Delta G>0$, no indicamos que se favorezca la salida, sino que el ion requiere aporte energético para ingresar al compartimento *int*.
- $\Delta G=0$, no hay movimiento neto favorecido.

Para concluir, si $\Delta\Psi<0$ y z>0, entonces $\Delta G<0$. En otras palabras, en la célula se favorece la entrada de cationes y, por extensión, la salida de aniones.

IV.2. TEORÍA DEL ÁNGULO SÓLIDO

La *Teoría del Ángulo Sólido* es un concepto matemático aplicado en diversos campos, entre ellos la electrofisiología cardíaca y el análisis del ECG. En el contexto del ECG, esta teoría se emplea para comprender la generación y propagación de las señales eléctricas cardíacas, así como su manifestación en el registro del ECG.

No obstante, antes de adentrarnos en el concepto de ángulo sólido, es necesario realizar un breve comentario sobre los ángulos planos para comprender este término.

Un ángulo plano se refiere a cada una de las dos porciones en las que dos semirrectas con el mismo origen dividen el plano en el que se encuentran. Cada una de estas semirrectas constituye lo que comúnmente llamamos *lados* de los ángulos planos que forman, y el punto de origen compartido, de donde ambas parten, es lo que denominamos *vértice*. (Véase Fig.IV.4)

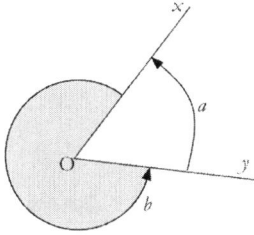

Figura IV.4. Diagrama de un ángulo plano. Las semirrectas *x* e *y* determinan los ángulos *a* y *b*. Por su parte, *x* e *y* son los lados del ángulo *a* y también del *b*. El punto O es el vértice del ángulo *a* y del ángulo *b*.

Si colocamos la punta de un compás en O y se trazamos un arco de una semirrecta a la otra, se tiene que, para cualquier abertura del compás:

$$\frac{l_1}{r_1} = \frac{l_2}{r_2} = \alpha,$$

donde *l* representa la longitud de cualquier arco entre semirrectas y *r* es la longitud del radio, es decir, la distancia desde el vértice hasta el punto donde se realiza el trazado. Pero, ¿qué representa este valor α? Pues bien, α es precisamente el *valor del ángulo*, simplemente una magnitud que resulta de dividir la longitud del arco entre la longitud del radio. Por tanto, α es adimensional. Cuando ambas longitudes coinciden, α=1.

Así, definimos que 1 *radián* (abreviado como *rad*) es el valor de un ángulo cuando las longitudes del arco y del radio son iguales. El radián, por extensión, es una magnitud adimensional. Aunque podemos escribir 1 rad, 4 rad, ... sin perder rigor, al trabajar con radianes es suficiente con el 1, 4, ... sabiendo que estamos expresando los valores en radianes.

Ahora, estamos preparados para afrontar el concepto de ángulo sólido. Imaginemos una curva cerrada (debido a que coinciden sus extremos) trazada en el espacio que genera una superficie arbitraria. También, consideremos un punto O y tracemos miles, millones, infinitas semirrectas que parten desde O y tocan la curva en todos sus puntos. A la superficie formada por todas estas semirrectas proyectadas desde O hacia la curva la llamaremos *superficie cónica* (Véase Fig.IV.5).

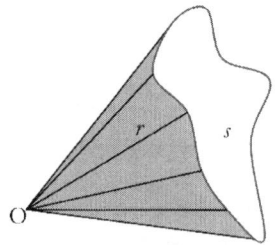

Figura IV.5. Diagrama de una superficie cónica. *r* representa un segmento de semirrecta desde O hasta la curva borde de la superficie *s*.

Formalmente, se define el *ángulo sólido* como cada una de las dos porciones en las que una superficie cónica divide el espacio tridimensional (lo que está dentro de la superficie de lo que está fuera de la superficie). Análogamente, el vértice O es un vértice para ambos ángulos sólidos. No obstante, desde un punto de vista práctico, resulta conveniente definir el ángulo sólido de una superficie *s* en relación con el ángulo sólido de la proyección de esa superficie sobre una esfera. ¿Muy complicado? Para nada. Te lo explico en un segundo.

Imagina una esfera en el espacio, como un globo simétrico. Sobre la esfera dibujamos una curva cerrada y la rellenamos. Si proyectamos semirrectas desde un punto O interno de la esfera hacia fuera, de manera que atraviesen todos los puntos de esa curva en la superficie del globo, obtendremos una superficie cónica. Al calcular el cociente entre la superficie que rellenamos y el cuadrado del radio (respetando la dimensión de longitud al cuadrado que define un área), obtenemos un valor α arbitrario y adimensional (dividimos un área entre otra área). Este valor α representa el ángulo sólido, y si es igual a 1, lo llamamos *estereorradián* (se abrevia *sr*).

Ahora, dejemos la superficie cónica como está, con sus semirrectas proyectadas hacia el infinito, y expandamos un poco más el globo manteniéndolo esférico, es decir, aumentamos su radio. Observaremos que en la superficie del globo inflado se dibuja una curva similar a la que teníamos antes, pero con una mayor superficie, y siempre se cumple:

$$\frac{s_1}{r_1^2} = \frac{s_2}{r_2^2} = \alpha.$$

Es decir, los cocientes entre cualesquiera dos superficies, s_1 y s_2, con el cuadrado de los radios para una superficie cónica particular siempre son iguales (Véase Fig.IV.6).

Así que, para cualquier superficie "que vuele por los aires", podemos construir una esfera imaginaria de centro O y radio 1, de manera que los bordes de la superficie se proyecten sobre la esfera, definiendo así una superficie cónica y, por consiguiente, un ángulo sólido, que denotaremos con Ω (Véase Fig.IV.6). En consecuencia: $\Omega = s/r^2 = s/1^2 = s$.

Recordemos que si la superficie mide 1 (en cualquier unidad de superficie que coincida con la que se mide el radio al cuadrado), entonces $\Omega = 1$ sr.

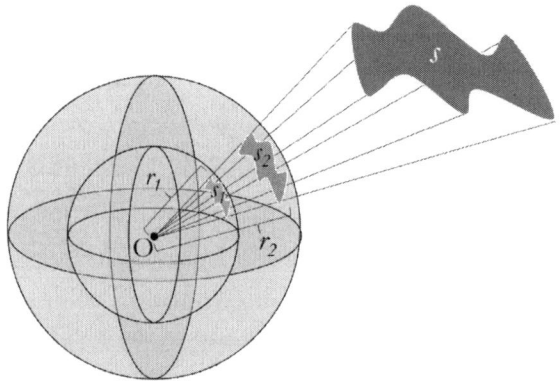

Figura IV.6. Diagrama del concepto de ángulo sólido respecto a superficies esféricas.

Pero, ¿cómo se pueden aplicar todos estos conceptos en la interpretación de un ECG? Veamos. Las corrientes iónicas en la célula cardíaca generan variaciones de potencial eléctrico en el tejido extracelular, las cuales se propagan hacia la superficie corporal. Comencemos con esto.

Definimos Ω como el área de una porción de la superficie de una esfera unitaria (r=1), con centro en P, que está cortada por una superficie cónica formada al trazar líneas desde P hasta cada punto en un límite de interés externo a la esfera. Este límite externo representa, en el contexto de la electrofisiología cardiovascular, un flujo de corriente de una parte específica del miocardio que contiene variaciones de potencial eléctrico transmembrana heterogéneas. Por su parte, el punto P corresponde a un electrodo de superficie que detecta estas variaciones de potencial.

El potencial, representado por ε, capturado por el punto P en una derivación, se describe mediante la siguiente fórmula:

$$\varepsilon = \frac{K\Delta V_{1,2}\Omega}{4\pi},$$

donde Ω es el ángulo sólido construido desde el punto P hasta el borde del sistema de interés (por ejemplo, una porción de miocardio); $\Delta V_{1,2} = V_2 - V_1$, es la diferencia de potencial entre las regiones miocárdicas arbitrarias 1 y 2, y K, es un término que depende de la conductividad intracelular, extracelular y de la influencia en la conductividad debido al tejido intersticial del miocardio.

Así, el registro electrocardiográfico será directamente proporcional a $\Delta V_{1,2}$ y a Ω. La polaridad de Ω será positiva o negativa dependiendo de si un observador en el punto P observa primero el lado positivo o el negativo de la superficie de interés. (Véase Fig.IV.7)

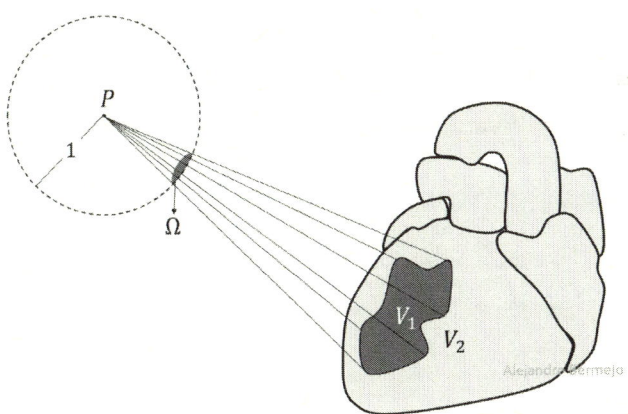

Figura IV.7. Representación del ángulo sólido según las variaciones de potencial que pueden existir en la superficie miocárdica.

Al examinar detalladamente la Fig.IV.7, podemos observar que la magnitud del ángulo sólido depende de la geometría del perímetro de la superficie cerrada y de la posición del punto P. De esta manera, este ángulo refleja las influencias espaciales de la magnitud ε.

La diferencia en el potencial transmembrana entre las dos regiones, sin embargo, no depende de la geometría y, por lo tanto, refleja *influencias no espaciales* en la magnitud de ε. En el contexto de la isquemia, los voltajes transmembrana de las células afectadas difieren de los de las células normales. En diástole, PMR, las células isquémicas tienen un V_{membr} de menor magnitud (menos negativo) que las células normales, estableciendo así un límite entre el tejido isquémico y el tejido normal.

La isquemia miocárdica sistólica y la perfusión miocárdica diastólica implican una inversión mutua y alternante del flujo eléctrico (según sea la etapa: sístole o diástole). Así, los electrodos que "miran" hacia un área isquémica verán un flujo de corriente diastólico que deprime el segmento TQ, mientras que el flujo eléctrico sistólico eleva el ST. Por lo tanto, lo que llamamos EST incluye dos componentes: la EST (sístole) *per se* y la depresión del TQ (diástole) (Véase Fig.IV.8).

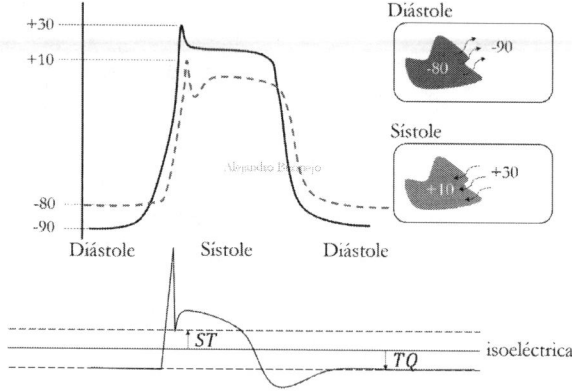

Figura IV.8. Representación del PA vinculado a la EST, según la etapa mecánica del ciclo cardíaco (sístole o diástole). En la esquina superior izquierda, se muestra el PA normal (línea continua) y el de una célula isquémica (línea discontinua). En la esquina superior derecha, se ilustran los potenciales de membrana de un área isquémica (sombreada) y un área normal externa, junto con flechas curvadas que representan el sentido "hacia el mínimo" valor de potencial de la diferencia entre los potenciales de membrana de ambas áreas. En la parte inferior, se presenta la correspondencia con el ECG.

Cuidado de no entremezclar conceptos en esta etapa. En las áreas isquémicas y normales, no hemos considerado la heterogeneidad del miocardio. Simplemente, se ha tomado una parte isquémica y se ha comparado con lo que está fuera de su borde, sin tener en cuenta vectores que se modifiquen por la isquemia subendocárdica o por el aumento de la expresión subepicárdica de canales de corrientes I_{KTO}. Al menos no de un modo explícito.

Por otra parte, la calibración estándar de los electrocardiógrafos se realiza con el propósito de mantener la línea de base isoeléctrica durante el PMR, es decir, a lo largo de la fase diastólica o, de manera equivalente, durante el segmento TQ. Por lo tanto, las corrientes o imágenes de lesión que adquieren relevancia en la práctica clínica son aquellas asociadas con la fase sistólica. Los descensos del TQ son más teóricos que prácticos; durante la sístole en la isquemia subendocárdica, por ejemplo, se ha teorizado también que, en general, las áreas isquémicas y normales se cancelan, llevando el potencial resultante de la suma en fase 2 a cero, generando un ST isoeléctrico. Sin embargo, en diástole, se genera un gradiente de potencial entre el área isquémica y la normal, de modo que el segmento TQ resulta supradesnivelado. El electrocardiógrafo corrige esto llevando el TQ hacia la línea de base, y por lo tanto, percibimos el ST infradesnivelado. Un razonamiento análogo se puede aplicar a casos de EST. Por razones didácticas, continuaremos nuestro análisis excluyendo estas correcciones de los electrocardiógrafos.

Observemos nuevamente la Fig.IV.8. Durante la sístole, en una porción de miocardio no heterogéneo, existe un área isquémica que implica un voltaje transmembrana de menor magnitud (más negativo) que el área externa. En diástole, el potencial de membrana (PMR) de la zona isquémica permanece en valores menos negativos (más positivos) que el área normal. Así, se crea un gradiente de potencial eléctrico.

Considerando que cualquier proceso físico, químico o biológico tiende a disipar su gradiente de potencial, llevando al sistema a "fluir" en la dirección de mayor potencial hacia menor potencial, cuando tenemos dos áreas con potenciales diferentes, se establece un flujo de corriente en la dirección de mayor potencial hacia menor potencial. Esta diferencia de potencial es detectada por el galvanómetro del electrocardiógrafo, la parte del dispositivo que mide las variaciones de potencial eléctrico.

Durante la sístole y la diástole, existirán flujos inversos del gradiente de potencial simplemente porque se invierte el sentido de disipación del gradiente de potencial en la diástole respecto a la sístole. Por lo tanto, los segmentos ST y TQ, en situaciones de isquemia, mostrarán polaridades diferentes con respecto a la línea isoeléctrica.

El impulso cardíaco se propaga de manera similar, siguiendo un sentido de mayor potencial a menor potencial. Por eso, ante una excitabilidad celular con consumo energético, como la despolarización del NS, por ejemplo, donde el impulso en los cardiomiocitos cercanos pasa de -90 mV a +30 mV (aumentando su potencial), la tendencia termodinámica será disipar ese impulso hacia lugares donde el potencial sea más bajo, es decir, otras células con potencial en -90 mV. Aunque como modelo termodinámico funciona para razonar, los sistemas biológicos tienen mucha más complejidad.

De manera análoga a las explicaciones previas, si un electrodo de superficie detecta la aproximación de un vector de disipación del gradiente de potencial, el ECG registrará una deflexión positiva en la fase correspondiente. ¡Y esto es precisamente lo que ocurre en la práctica! Un electrodo recibe información del flujo entre zonas de diferente potencial, el galvanómetro lo mide en sucesivos instantes, y el programa del electrocardiógrafo registrará una deflexión positiva si el vector de disipación del gradiente (dado por la diferencia de potencial) se acerca en mediciones sucesivas; en caso contrario, inscribirá deflexiones negativas. (Véase Fig.IV.9-11)

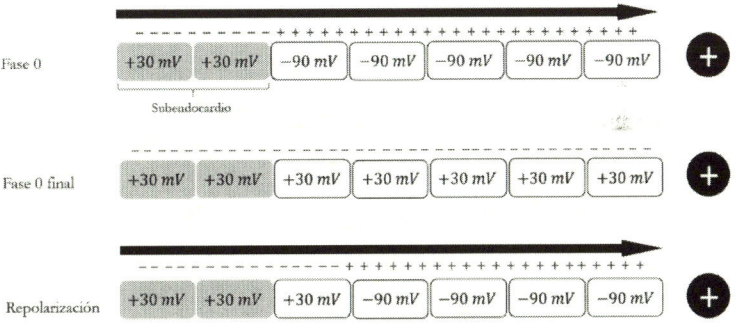

Figura IV.9. Vectores de despolarización y repolarización en condiciones de isquemia fisiológica, observado desde la perspectiva de un electrodo. Nótese que el vector coincide con el sentido de disipación del gradiente de potencial.

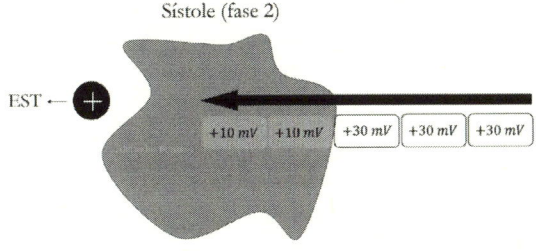

Figura IV.10. Vector de disipación del gradiente de potencial entre dos áreas miocárdicas debido a la isquemia en fase sistólica, en presencia de un electrodo de superficie. En el caso en que la orientación de la lesión sea exclusivamente epicárdica, por ejemplo, y el vector de fase 2 se encuentre frente al electrodo, se observará una deflexión positiva caracterizada por la EST.

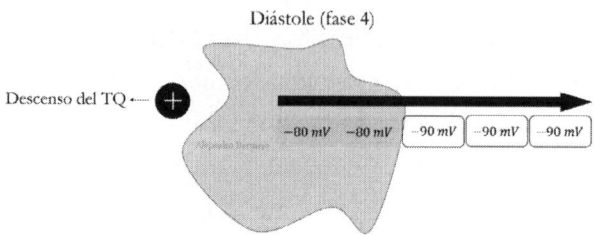

Figura IV.11. Vector de disipación del gradiente de potencial ocasionado por la isquemia durante la fase diastólica, en presencia de un electrodo de superficie. En situaciones donde la orientación de la lesión es predominantemente epicárdica, por ejemplo, y el vector en la fase 4 se aleje del electrodo, se observará una "deflexión" negativa caracterizada por el descenso del segmento TQ.

Otra de las aplicaciones adicionales del ángulo sólido en la interpretación electrocardiográfica consiste en deducir las modificaciones del ECG a partir de las influencias tanto espaciales como no espaciales del potencial eléctrico ε. (Véase Fig.IV.12)

Desde un electrodo precordial, se observa un aumento en el ángulo sólido con el incremento del área de tejido isquémico, y de acuerdo con la ecuación para el potencial eléctrico ε, se espera que ε aumente; por extensión también debe aumentar la magnitud de la desviación entre los segmentos TQ y ST. En el caso del incremento en la diferencia de potencial transmembrana entre el tejido normal y el tejido isquémico, $\Delta V_{1,2}$, sin variación en otros parámetros, también esperamos un aumento de ε. Resumidamente, el segmento ST se encontrará supradesnivelado tanto debido a la extensión del proceso isquémico como al empeoramiento de la isquemia.

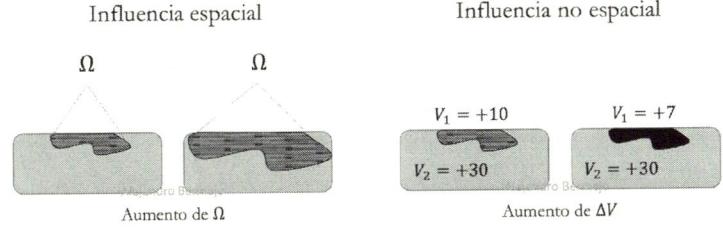

Influencia espacial Influencia no espacial

Ω Ω

$V_1 = +10$ $V_1 = +7$

$V_2 = +30$ $V_2 = +30$

Aumento de Ω Aumento de ΔV

Figura IV.12. Influencias espaciales y no espaciales de ε.

Una aplicación adicional del ángulo sólido radica en la capacidad de describir el fenómeno isquémico en función de su ubicación transmural. Examinemos la siguiente figura:

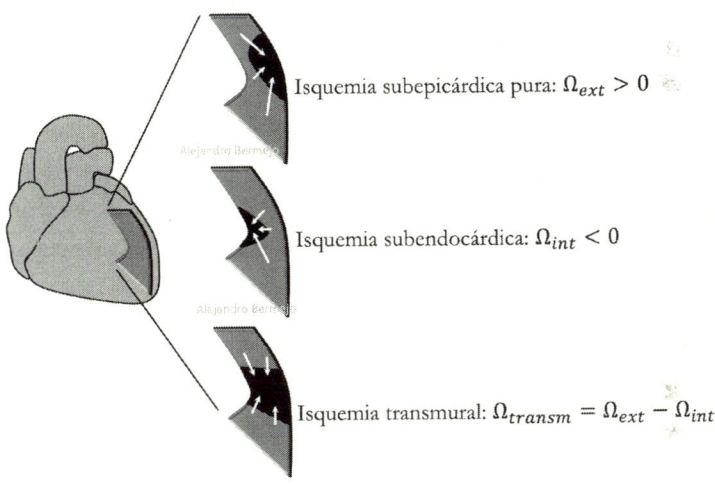

Isquemia subepicárdica pura: $\Omega_{ext} > 0$

Isquemia subendocárdica: $\Omega_{int} < 0$

Isquemia transmural: $\Omega_{transm} = \Omega_{ext} - \Omega_{int}$

Figura IV.13. Ángulo sólido según localización de la lesión transmural.

La isquemia subepicárdica (arriba en Fig.IV.13), que afecta la porción externa (*ext*) de la pared ventricular, genera un borde que subtiende (o lo que es mismo, genera un borde que produce una superficie en la esfera unitaria) un ángulo sólido positivo[50].

---

[50] Por convenio, se establece que el ángulo sólido es *positivo* cuando desde el punto P se visualiza la cara negativa (o cóncava) de la superficie que lo subtiende. Por otro lado, el ángulo sólido será *negativo* si desde P se observa la

Como consecuencia, se registran desviaciones ST positivas en las derivaciones torácicas que observan directamente la región isquémica. En cambio, en la isquemia subendocárdica (en el medio de Fig.IV.13), que involucra la pared interna (*int*), la dirección del flujo de potencial durante la sístole se aleja del electrodo de registro, resultando en un ángulo sólido y desviación negativos del segmento ST. Además, cuando la región afectada es transmural (*transm*) (parte inferior de Fig.IV.13), el ángulo sólido resultante es igual a la diferencia en los ángulos sólidos calculados para las regiones isquémicas situadas en las capas externa e interna de la pared ventricular. Aunque la región transmural puede abarcar considerablemente más tejido en el proceso isquémico que las otras regiones, las diferencias en la polaridad de los ángulos sólidos de las dos regiones resultan en una Ω menor que si la región isquémica estuviera estrictamente localizada en la pared externa. Sin embargo, esto no se manifiesta como una regla general; la heterogeneidad miocárdica en las lesiones transmurales tiende a concentrar la afectación eléctrica de la isquemia en el subepicardio.

Si hemos prestado suficiente atención, es muy probable que hayamos notado que la magnitud de Ω debe disminuir a medida que el electrodo se aleja más del borde de la región isquémica y

---

cara positiva (o convexa) de la superficie. Solo si queremos profundizar en esto: Tomemos un área de la superficie 's' de la esfera tan pequeña como se desee, ds (diferencial de 's'), y consideremos un vector d con magnitud ds y dirección perpendicular a ds (Debido al valor infinitamente pequeño, ds puede aproximarse a una superficie plana.). Podemos definir que este vector apunta en la dirección positiva +d si se orienta en el sentido radial desde el punto P hacia ds. Así, nada nos impide definir un vector -d (en la cara opuesta de la superficie). Y justo esto último nos genera un ángulo sólido negativo; veamos: Tomemos el diferencial de Ω, $d\Omega = ds/r^2$. Tomemos la fórmula $ds = \cdot d/r$ (en la literatura sobre ángulos sólidos se puede encontrar). Por tanto, $d\Omega = \cdot d/r^3$. Para el caso -d queda $-d\Omega$ y, sumando todos los $-d\Omega$ (integrando), tenemos $-\Omega$.

aumentar si se acerca. A medida que el punto P (electrodo) se aleja del borde isquémico, la superficie cónica tiende a cerrarse, y a medida que se acerca, la superficie cónica tiende a abrirse.

En síntesis, la aplicación del ángulo sólido en la interpretación electrocardiográfica destaca la capacidad de describir fenómenos isquémicos según su localización transmural. Se evidencia la relación entre la isquemia subepicárdica y ángulos sólidos positivos, y la isquemia subendocárdica con ángulos sólidos negativos. Asimismo, la magnitud de Ω varía inversamente con la distancia al borde isquémico, cerrándose al alejarse y abriéndose al acercarse.

IV.3. ANÁLISIS CRÍTICO DE LOS TERMINALES CENTRALES[51]

En la generación de los registros electrocardiográficos, se emplean modelos que capturan la complejidad de las señales eléctricas cardíacas. Un elemento esencial en este campo es el icónico *Triángulo de Einthoven*, un triángulo equilátero que establece las bases de las derivaciones estándar y aumentadas en el ECG. Asimismo, sirve como fundamento para definir el Terminal Central de Wilson, que habíamos denotado TCW. A pesar de su significado en la práctica clínica, persisten interrogantes profundas acerca de la teoría subyacente y la interpretación precisa tanto de las derivaciones como del TCW.

---

[51] Basado en: Bermejo Valdés, A.J. Analysing Wilson's and Goldberger's Central Terminals: Theoretical Redesign of a Novel Central Terminal for Precordial Leads. Preprints 2023, 2023081149. https://doi.org/10.20944/preprints202308.1149.v1

IV.3.1. ELECTRODO DE REFERENCIA

Como sabemos, el ECG estándar hace uso de 12 derivaciones, incorporando un electrodo de referencia situado en la pierna derecha (RL). Estas 12 derivaciones se generan a partir de la disposición de 9 electrodos:

- 3 electrodos para extremidades: Colocados en el brazo derecho (R), el brazo izquierdo (L) y la pierna izquierda (F), de donde se obtienen las *derivaciones de Einthoven* (DI, DII y DIII) y las *derivaciones aumentadas de Goldberger* (aVF, aVR y aVL).
- 6 electrodos precordiales (V1-V6).

Los tres electrodos de las extremidades dan lugar a los tres vértices del Triángulo de Einthoven. Estos vértices están separados entre sí por un ángulo de 120º, considerando para esto las rectas que parten del centroide (Véase Fig.IV.14).

Hasta este momento, hemos discutido sobre derivaciones y parámetros físicos, pero es hora de adoptar una postura más seria y rigurosa en estas últimas páginas del libro. Es preciso definir qué son estas derivaciones y cómo se manipulan.

Basándonos en esto, podemos comenzar con la siguiente definición:

$$\Phi_X := \Phi_X - \Phi_{RL},$$

donde Φ_X representa el potencial eléctrico cardíaco medido por un electrodo X en una extremidad, o de manera equivalente, en un vértice del Triángulo de Einthoven. Esta ecuación significa que los valores de varios potenciales están intrínsecamente vinculados al potencial de la pierna derecha, Φ_{RL}. Suponiendo que Φ_{RL} se mide con respecto a un potencial neutro (por ejemplo, la tierra), cualquier medición de diferencia de potencial debe referirse intrínsecamente a Φ_{RL}. Por ejemplo: $\Phi_L\text{-}\Phi_R=(\Phi_L\text{-}\Phi_{RL})\text{-}(\Phi_R\text{-}\Phi_{RL})$.

De manera similar, las derivaciones aumentadas introducidas por Goldberger se calculan como la diferencia entre uno de los potenciales de las extremidades (Φ_R, Φ_L y Φ_F) y el promedio de los dos restantes. Por ejemplo:

$$aVL = \Phi_L - \frac{\Phi_F + \Phi_L}{2} = \frac{2\Phi_L - \Phi_F - \Phi_R}{2}.$$

Esta sencilla acción amplifica la señal en comparación con si la referencia se hubiese establecido mediante el TCW:

$$aVL = \Phi_L - \Phi_{WTC} = \frac{2\Phi_L - \Phi_F - \Phi_R}{3},$$

donde Φ_{WTC} es el potencial del TCW, que históricamente se ha definido como:

$$\Phi_{WTC} := \frac{\Phi_L + \Phi_F + \Phi_R}{3}.$$

IV.3.2. TERMINAL CENTRAL DE WILSON

Claramente, el cálculo del TCW se realiza promediando los potenciales registrados por las derivaciones del Triángulo de Einthoven. Sin embargo, matizaré un aspecto adicional: En el circuito, donde se configura el TCW, se conecta a cada uno de los electrodos una resistencia de alto valor, de ≥ 5 kΩ (kiloohmios), y los tres electrodos correspondientes se alinean en un punto común. Este punto común, físico, palpable, es el que hemos ubicado teóricamente en el centroide del Triángulo de Einthoven (Véase Fig.IV.14) para desarrollar nuestros cálculos.

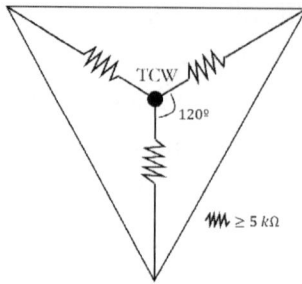

Figura IV.14. Ubicación teórica del TCW dentro del Triángulo de Einthoven. Se supone que esta posición está en el centroide del triángulo. Los vértices se ubican a intervalos de 120º entre sí, tomando en cuenta las líneas que parten del origen en el centroide.

El TCW desempeña el papel de servir como punto de referencia neutral para las derivaciones precordiales en el ECG de 12 derivaciones. Sin embargo, investigaciones recientes han revelado variaciones en el TCW a lo largo del ciclo cardíaco, con un comportamiento similar al de una derivación. Se ha sugerido incluso su posible localización teórica más allá del plano geométrico definido en el Triángulo de Einthoven. A pesar de su importancia, los estudios sobre el TCW han sido relativamente limitados en los últimos años, posiblemente debido a los métodos laboriosos de los experimentos que intentan medirlo, como la inmersión de los sujetos de estudio en agua después de su confinamiento dentro de una estructura metálica.

En la década de 1950, *Ernest Frank* se destacó como pionero al plantear preocupaciones sobre las fluctuaciones en el TCW durante el ciclo cardíaco en su influyente trabajo *General theory of heat-vector projection*. Desde entonces, esta observación ha sido confirmada. En mediciones recientes, se ha cuantificado la amplitud del TCW en relación con la amplitud de DII, obteniendo un valor promedio del 51.2%, con picos que superan el 100%.

IV.3.3. VECTOR DE DERIVACIÓN BIPOLAR

La generación de un registro de ECG se fundamenta en un modelo en el cual las derivaciones de las extremidades conforman el Triángulo de Einthoven. En el centroide de este triángulo, fijado, se postula la presencia de un vector de dipolo eléctrico que actúa como modelo de la actividad eléctrica cardíaca. A lo largo del ciclo cardíaco, este vector rota.

Introduciremos, entonces, el concepto de *dipolo eléctrico*, ; que concebiremos en relación con la base canónica del Sistema de Coordenadas Cartesianas, B=$\{\hat{\imath},\hat{\jmath},\hat{k}\}$. Este dipolo, fijado en el origen, se define de la siguiente manera:

$$\vec{p} = p_x\hat{\imath} + p_y\hat{\jmath} + p_z\hat{k},$$

donde p_x, p_y y p_z denotan los componentes de $\vec{p}$ a lo largo de los ejes x, y, y z, respectivamente.

Consideremos un punto arbitrario P situado en la superficie de cualquier material conductor eléctrico, por ejemplo, el tórax. Definimos el potencial Φ_p debido a la presencia del dipolo $\vec{p}$ en el punto P de la siguiente manera:

$$\Phi_P = \vec{d} \cdot \vec{p},$$

donde $\vec{d}$ es un vector cuyas componentes d_x, d_y y d_z corresponden a los valores de la medida de Φ_p cuando el dipolo eléctrico está representado por los propios vectores base. La operación entre estos dos vectores es el producto escalar. Al vector $\vec{d}$ lo llamaremos *vector principal* y refleja la influencia del vector dipolo sobre la superficie del material conductor. En este contexto, el punto de referencia para efectuar las mediciones de potencial en el punto P se considera arbitrario; sabemos que existe allí un potencial medible y no requerimos más.

Cuando consideramos un número infinito de puntos P_i, distribuidos en la superficie del conductor, y asumimos un dipolo constante, podemos expresar:

$$\Phi_{P_i} = \vec{d}_i \cdot \vec{p}.$$

Que no tiene más significado que la generalización del potencial Φ debido al dipolo sobre los infinitos puntos del conductor.

Esto nos permite definir una diferencia de potencial arbitraria:

$$V_{ij} = \Phi_{P_i} - \Phi_{P_j}.$$

donde V_{ij} denota la diferencia de potencial eléctrico entre los puntos P_i y P_j. Nos referimos a estos puntos P como *derivaciones*, que son las ubicaciones en la superficie del conductor donde se colocan los electrodos (Véase Fig.IV.15).

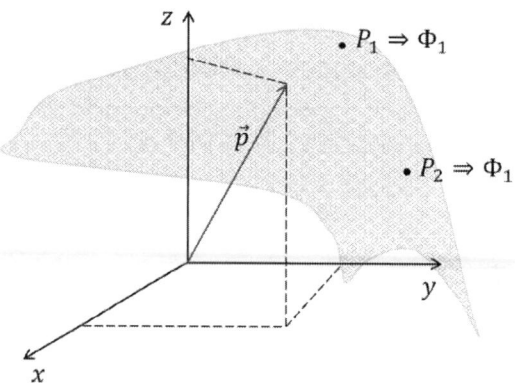

Figura IV.15. Coordenadas cartesianas del vector dipolo eléctrico y las posiciones de los puntos (derivaciones) designados para medir el potencial eléctrico en la superficie de un conductor (representado como tejido sombreado).

Siguiendo nuestra lógica, obtenemos:

$$V_{ij} = \vec{d}_{ij} \cdot \vec{p},$$

donde $\vec{d}_{ij} = \vec{d}_i - \vec{d}_j$, y esta diferencia se conoce como *vector de derivación bipolar*, porque involucra dos puntos de medición (derivaciones).

IV.3.4. VECTORES DEL TRIÁNGULO DE EINTHOVEN

Dentro del Triángulo de Einthoven, los vectores principales $\vec{d}_R$, $\vec{d}_L$ y $\vec{d}_F$, y se definen como vectores que se originan en el centroide del triángulo y se extienden hasta los vértices R, L y F (que representan los electrodos del brazo derecho, brazo izquierdo y pierna izquierda, respectivamente) (Véase Fig.IV.16). En consecuencia, los potenciales en los vértices se pueden deducir para un dipolo constante $\vec{p}$ de la siguiente manera:

$$\Phi_R = \vec{d}_R \cdot \vec{p}, \quad \Phi_L = \vec{d}_L \cdot \vec{p}, \quad \Phi_F = \vec{d}_F \cdot \vec{p}.$$

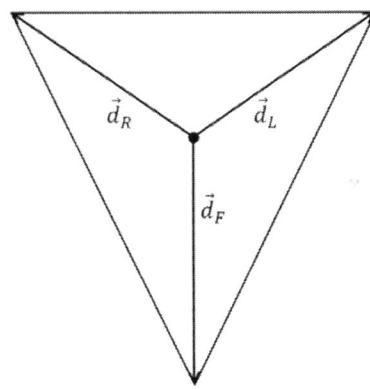

Figura IV.16. Disposición espacial de los vectores $\vec{d}_R$, $\vec{d}_L$ y $\vec{d}_F$, y dentro del Triángulo de Einthoven.

El propio Einthoven proporcionó las definiciones:

- $V_I = \Phi_L - \Phi_R = \vec{d}_I \cdot \vec{p}.$
- $V_{II} = \Phi_F - \Phi_R = \vec{d}_{II} \cdot \vec{p}.$
- $V_{III} = \Phi_F - \Phi_L = \vec{d}_{III} \cdot \vec{p}.$

donde $\vec{d}_I = \vec{d}_L - \vec{d}_R$, $\vec{d}_{II} = \vec{d}_F - \vec{d}_R$ y $\vec{d}_{III} = \vec{d}_F - \vec{d}_L$.

Estos vectores ($\vec{d}_I$, $\vec{d}_{II}$ y $\vec{d}_{III}$) se originan y terminan en los vértices del Triángulo de Einthoven disponiéndose sobre los puntos de sus lados. Son los vectores reconocidos en la práctica clínica, pues definen las orientaciones de los ejes DI ($\vec{d}_I$), DII ($\vec{d}_{II}$) y DIII ($\vec{d}_{III}$) dentro del Sistema Hexaxial.

Las notaciones DI, DII y DIII representan esencialmente las *derivaciones estándar* de los miembros. En otras palabras, denotan las notaciones empleadas para las magnitudes de las diferencias de potencial V_I, V_{II} y V_{III}.

IV.3.5. ANÁLISIS VECTORIAL DE TERMINALES CENTRALES

A partir de lo que hemos expuesto, profundicemos en el funcionamiento dentro de la definición del TCW. Según la formulación para Φ_{WTC}, podemos inferir que:

$$\Phi_{WTC} = \frac{\Phi_L + \Phi_F + \Phi_R}{3} = \frac{\vec{d}_L + \vec{d}_R + \vec{d}_F}{3} \cdot \vec{p} = \frac{1}{3}\left(\vec{0}\right) \cdot \vec{p} = 0,$$

pues la suma $\vec{d}_L + \vec{d}_R + \vec{d}_F$ invariablemente da como resultado $\vec{0}$. Por su parte, el resultado total, producirá un valor escalar 0.

Si la ecuación para Φ_{WTC} fuera válida, la introducción de resistencias ≥ 5 kΩ para establecer una referencia neutra no habría sido necesaria; de hecho, el potencial de referencia del TCW habría sido exactamente cero. Pero ya sabemos que esto conlleva a la contradicción de tener potenciales nulos en las extremidades.

En derivaciones aumentadas se adopta una estrategia similar con resistencias. Se integran dos resistencias de ≥ 5 kΩ a partir de las derivaciones designadas como puntos de referencia. Estas derivaciones están conectadas y convergen en un punto común, recordemos, el Terminal Central de Goldberger, TCG. Curiosamente, la orientación de aVR, aVL y aVF, coincide en dirección y sentido a la de los vectores $\vec{d}_R$, $\vec{d}_L$ y $\vec{d}_F$, respectivamente.

La ubicación de los tres TCG se sitúa en el punto medio de cada lado del Triángulo de Einthoven. En consecuencia, recordemos, la orientación de las derivaciones aumentadas se alinea con las medianas del Triángulo de Einthoven.

La idea de Goldberger para mejorar la señal de las derivaciones modificando el TCW, extrayendo el potencial del electrodo explorador y calculando el promedio de los dos restantes, fue especialmente relevante durante una época en la que los trazos del ECG se caracterizaban por su alto grosor y baja amplitud. Hoy en día, los electrocardiógrafos han experimentado mejoras significativas en este aspecto.

La elección de Goldberger de usar derivaciones de los miembros como referencia para sus derivaciones aumentadas de los miembros tiene lógica. Sin embargo, el uso del TCW, que depende de los miembros y además fluctúa por sí mismo como si de una derivación se tratase, como referencia para las derivaciones precordiales, podría dar lugar a errores impredecibles. Sería más lógico contar con una referencia precordial para las derivaciones precordiales. Hasta la fecha, no contamos con una solución definitiva.

Después de un análisis profundo y en armonía con la teoría electrocardiográfica, hemos propuesto una posible (y repito: POSIBLE) solución preliminar al problema de los electrodos de referencia para las derivaciones precordiales:

$$V_i = \Phi_{V_i} - \frac{1}{2}\left(\Phi_{V_j} + \Phi_{V_k}\right),$$

tal que se cumple $\Phi_{Vi}(120º)\ \Phi_{VJ}(120º)\ \Phi_{VK}$. La notación es la misma que hemos venido trabajando, solo vale aclarar que $\Phi_{Vi}(120º)\Phi_{VJ}(120º)\ \Phi_{VK}$ indica que los electrodos exploradores deben estar separados por un ángulo de 120º.

Para lograr la distribución espacial deseada de los 6 electrodos precordiales, es necesario colocar los electrodos alrededor de la circunferencia torácica a intervalos de 60º (360º/6 = 60º) (Véase Fig.IV.17).

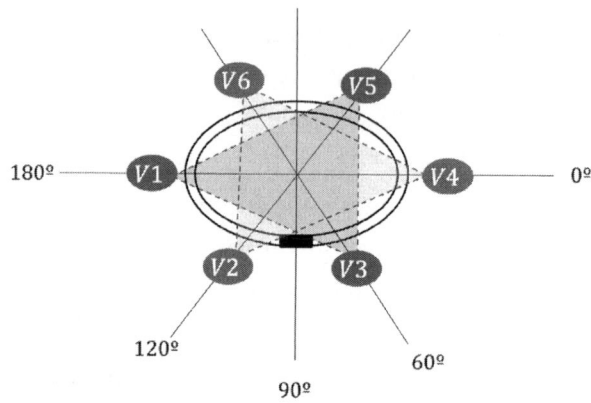

180º — 0º

120º

90º

60º

Figura IV.17. Vista transversal del tórax que muestra la disposición de los electrodos precordiales en la configuración comentada para calcular un *Terminal Central Precordial*. Dos grupos de tres derivaciones forman, cada uno, dos triángulos equiláteros análogos al Triángulo de Einthoven. El esternón está simbolizado por un rectángulo negro.

Como vemos en la Fig.IV.17, podemos crear una configuración que se asemeja a dos "Triángulos de Einthoven" dispuestos horizontalmente, formando una *estrella de seis puntas*. A partir del análisis vectorial anterior, los distintos Terminales Centrales Precordiales estarán situados teóricamente en el punto medio del lado opuesto a cada derivación precordial, y ambos triángulos compartirán el mismo centroide. Además, la disposición de los vectores de derivación bipolar reproduce la del Triángulo de Einthoven tradicional. Esto significa que podemos establecer vectores principales dentro de nuestros triángulos horizontales, de manera muy similar a lo que describimos para el plano frontal.

... fin.

El electrocardiograma se presenta como una herramienta fundamental en el ámbito médico, imprescindible para el diagnóstico y la evaluación de la isquemia miocárdica en la práctica médica. Su capacidad para anticipar el grado de oclusión coronaria y ubicar con precisión las afectaciones cardíacas adquiere una elevada relevancia en el quehacer clínico. Sin embargo, la interpretación electrocardiográfica no se limita a la simple observación de trazados; requiere un profundo entendimiento de la electrofisiología cardíaca. Este conocimiento abarca desde los intrincados procesos de generación y propagación de los impulsos eléctricos en condiciones fisiológicas hasta su evolución y complejidad en contextos patológicos.

Este breve libro se presenta como un recurso valioso para aquellos inmersos en la interpretación electrocardiográfica, buscando desentrañar las complejidades de la electrofisiología cardíaca. Al proporcionar una base sólida, espero haber contribuido a facilitar la comprensión de estos procesos, mejorando la habilidad de los profesionales de la salud para realizar diagnósticos precisos y tomar decisiones acertadas en pacientes con afecciones coronarias.

Muchas gracias.

Bibliografía

Anto Michel N, Ljubojevic-Holzer S, Bugger H, Zirlik A. Cellular Heterogeneity of the Heart. Front Cardiovasc Med. 2022 Apr 25;9:868466. doi: 10.3389/fcvm.2022.868466. PMID: 35548426; PMCID: PMC9081371.

Antzelevitch C. Genetic, molecular and cellular mechanisms underlying the J wave syndromes. Circ J. 2012;76(5):1054-65. doi: 10.1253/circj.cj-12-0284. Epub 2012 Apr 11. PMID: 22498570; PMCID: PMC3521574.

Antzelevitch, C., Fish, J. Electrical heterogeneity within the ventricular wall. Basic Res Cardiol 96, 517–527 (2001). doi.org/10.1007/s003950170002

Aro AL, Huikuri HV, Tikkanen JT, et al. QRS-T angle as a predictor of sudden cardiac death in a middle-aged general population. Europace. 2012;14:872.

Ashikaga H et al (2007) Transmural dispersion of myofiber mechanics: implications for electrical heterogeneity in vivo. J Am Coll Cardiol 49(8):909–916.

Ashikaga H et al (2009) Transmural myocardial mechanics during isovolumic contraction. JACC Cardiovasc Imaging 2(2):202–211.

Aziz Q, Thomas AM, Khambra T, Tinker A. Regulation of the ATP-sensitive potassium channel subunit, Kir6.2, by a Ca2+-dependent protein kinase C. J Biol Chem. 2012 Feb 24;287(9):6196-207. doi: 10.1074/jbc.M111.243923. Epub 2011 Dec 29. PMID: 22207763; PMCID: PMC3307292.

Babenko AP, Gonzalez G, Aguilar-Bryan L, Bryan J. Reconstituted human cardiac KATP channels: functional identity with the native channels from the sarcolemma of human ventricular cells. Circ Res. 1998;83:1132–1143.

Bacharova L. Secondary and primary repolarization changes in left ventricular hypertrophy: a model study. J of Electrocardiology 2010;43:624.

Bailey RH, LaDue JS, York DJ. Electrocardiographic changes (local ventricular ischemia and injury) produced in the dog by temporary occlusion of a coronary artery, showing a new stage in the evolution of myocardial infarction. Am Heart J. 1943;25:164-9.

Bakker AL, Nijkerk G, Groenemeijer BE, et al. The Lewis lead: making recognition of P waves easy during wide QRS complex tachycardia. Circulation. 2009;119:e592.

Barold SS, Falkoff MO, Ong LS, et al. Electrocardiographic diagnosis of myocardial infarction during ventricular pacing. Cardiol Clin. 1987;5:403.

Bayés de Luna A, Batchvarov VN, Malik M. The morphology of the electrocardiogram. In: Camm AJ, Lüscher TF, Serruys PW, eds. The ESC textbook of cardiovascular medicine. Boston: Blackwell Publishing; 2006.

Bayés de Luna A, Cino JM, Goldwasser D, et al. New electrocardiographic diagnostic criteria for the pathologic R waves in leads V1 and V2 of anatomically lateral myocardial infarction. J Electrocardiol. 2008;41:413.

Bayés de Luna A, Cino JM, Pujadas S, et al. Concordance of electro-cardiographic patterns and healed myocardial infarction location detected by cardiovascular magnetic resonance. Am J Cardiol. 2006b;97:443.

Bayés de Luna A, Cladellas M, Oter R, et al. Interatrial conduction block and retrograde activation of the left atrium and paroxysmal supraventricular tachyarrhythmia. Eur Heart J. 1988;9:1112.

Bayés de Luna A, Cosín J, Carrió I, Subirana MT, Guindo J, Torner P. Electro-physiological mechanisms of the S1, S2, S3 electrocardio-graphic morphology. J Electrocardiology. 1987;20:38.

Bayés de Luna A, Cosín J, Carrió J, et al. Right ventricular peripheric block: diagnostic problems. In: Alboni P, ed. Cardiac electrophy-siology. London: Academic Press; 1982. p. 401.

Bayés de Luna A, Fiol M. Electrocardiography in ischemic heart disease. Clinical and imaging correlations and prognostic implica-tions. Oxford: Blackwell-Futura; 2008.

Bayés de Luna A, Fiol-Sala M, Antman M. The 12 lead ECG in ST elevation myocardial infarction. A practical approach for clinicians. Malden: Blackwell Futura; 2007.

Bayés de Luna A, García Niebla J. To change a dogma can be very diffi-cult. ANE. 2010;15:392.

Bayés de Luna A, Wagner G, Birnbaum Y, et al. A new terminology for left ventricular walls and location of myocardial infarcts that present Q wave based on the standard of cardiac magnetic reso-nance imaging: a statement for healthcare professionals from a committee appointed by the International Society for Holter and Noninvasive Electrocardiography. Circulation. 2006;14:1755.

Bayés de Luna A. Clinical arrhythmology. Oxford: Blackwell Pub; 2011.

Bayés de Luna A. Clinical electrocardiography: a textbook. New York: Futura Publishing Ceo; 1998.

Béguin P, Nagashima K, Nishimura M, Gonoi T, Seino S. PKA-mediated phosphorylation of the human K(ATP) channel: separate roles of Kir6.2 and SUR1 subunit phosphorylation. EMBO J. 1999 Sep 1;18(17):4722-32. doi: 10.1093/emboj/18.17.4722. PMID: 10469651; PMCID: PMC1171545.

Bell J, Fox A. Pathogenesis of subendocardial ischemia. Am J Med Sci. 1974;268:2.

Benchimol A, Desser KB, Schumacher J. Value of the vectorcardiogram for distinguishing left anterior hemiblock from inferior infarction with left axis deviation. Chest. 1972;61:74.

Ben-Gal T, Herz I, Solodky A, et al. Acute anterior myocardial infarction entailing ST elevation in V1: ECG and angiographic correlations. Clin Cardiol. 1998;21:395.

Benito B, Brugada J, Brugada R, Brugada P. Brugada Syndrome. Rev Esp Cardiol. 2009;62(11):1297-315.

Bermejo Valdés, A.J. Analysing Wilson's and Goldberger's Central Terminals: Theoretical Redesign of a Novel Central Terminal for Precordial Leads. Preprints 2023, 2023081149.

Bexton R, Vellin H, Camm J. Diurnal variations of the QT interval. Br Heart J. 1986;55:253.

Birnbaum Y, Atar S. Electrocardiogram risk stratification of non-ST elevation acute coronary syndrome. J Electrocardiol. 2006;39:558.

Birnbaum Y, Sclarovsky S, Blum A, et al. Prognostic significance of the initial electrocardiographic pattern in a first acute anterior wall myocardial infarction. Chest. 1993;103:1681.

Birnbaum Y, Sclarovsky S, Solodky A, et al. Prediction of the level of left anterior descending coronary artery obstruction during anterior wall acute myocardial infarction by the admission electrocardiogram. Am J Cardiol. 1993;72:823.

Bough E, Boden W, Kenneth K, Grandsman E. Left ventricular asynergy in electrocardiographic "posterior" myocardial infarction. J Am Coll Cardiol. 1984;4:209.

36. Braunwald E. Heart disease. 8 ed. Philadelphia: Saunders; 2012.

Bryan J, Vila-Carriles WH, Zhao G, Babenko AP, Aguilar-Bryan L. Toward linking structure with function in ATP-sensitive K+ channels. Diabetes. 2004;(53 Suppl 3):S104–S112.

Burattini L, Zareba W, Burattini R. Identification of gender-related normality regions for T wave alternans. Ann Noninvasive Electrocardiol. 2010;15:328.

Burgess JM, Green LS, Millar K, et al. The sequence of normal ventricular recovery. Am Heart J. 1972;84:660.

Burnes JE, Ghanem RN, Waldo AL, et al. Imaging dispersion of myocardial repolarization. I. Comparison of body-surface and epicardial measures. Circulation. 2001;104: 1299-305.

Burness J, Waldo A, Rudy Y. Imaging dispersion of ventricular repolarization. Circulation. 2001;104:1299.

Cabrera E. Teoría y práctica de le electrocardiografía. Instituto Nacional de Cardiología. México: La Prensa Médica Mexicana; 1958.

Camm J, Luscher TF, Serruys PW, eds. The ESC textbook of cardiovascular medicine. Oxford: Blackwell; 2006.

Cannon CP, ed. Management of acute coronary syndromes. 2nd ed. New Jersey: Humana; 2003.

Case RB, Moss AJ. Recommendation for revision of the standard presentation of the frontal plane ECG leads including reversal of lead aVR (to aVR): it is time for a change. Ann Noninvasive Electrocardiol. 2010;15:97.

Cassidy DM, Vassallo JA, Klein AM, et al. The use of programmed electrical stimulation in patients with documented or suspected ventricular arrhythmias. Heart Lung. 1984;13:602.

Cerqueira MD, Weissman NJ, Disizian V. Standardized myocardial segmentation and nomenclature for tomographic imaging of the heart: a statement for healthcare professionals from the Cardiac Imaging Committee of the Council on Clinical Cardiology of the American Heart Association. Circulation. 2002;105:539.

Chen HS, Kim C, Mercola M. Electrophysiological challenges of cell-based myocardial repair. Circulation. 2009 Dec 15;120(24):2496-508. doi: 10.1161/CIRCULATIONAHA.107.751412. PMID: 20008740; PMCID: PMC3293934.

Chia B, Yip J, TanHC, et al. Usefulness of ST elevation II/III ratio and ST deviation in lead I for identifying the culprit artery in inferior wall acute myocardial infarction. Am J Cardiol. 2000;86:341.

Cho, Jae Hyung & Selen, Mats & Kocheril, Abraham. (2015). Screening of young competitive athletes for the prevention of sudden cardiac death with a wireless electrocardiographic transmission device: A pilot study. BMC research notes. 8. 342. 10.1186/s13104-015-1311-9.

Chou TCH, Helm R, Kaplan S. Clinical electrocardiography. New York: Grune & Stratton; 1974.

Christina U. Lorentz, Eric N. Alston, Todd Belcik, Jonathan R. Lindner, George D. Giraud, and Beth A. Habecker. Heterogeneous ventricular sympathetic innervation, altered β-adrenergic receptor expression, and rhythm instability in mice lacking the p75 neurotrophin receptor. American Journal of Physiology-Heart and Circulatory Physiology 2010 298:6, H1652-H1660.

Cino J, Pons-Lladó G, Bayés de Luna A, et al. Utility of contrast-enhanced cardiovascular magnetic resonance (CE-CMR) to assess how likely is an infarct to produce a typical ECG pattern. J Cardiovasc Magn Reson. 2006;8:335.

Clark RB et al (1993) Heterogeneity of action potential waveforms and potassium currents in rat ventricle. Cardiovasc Res 27(10):1795–1799

Cooksey I, Dunn M, Massie E. Clinical ECG and VCG. Chicago: The Year Book Medical Pub; 1977.

Coraboeuf E. Membrane ionic permeabilities and contractile phenomena in myocardium. Cardiovasc Res. 1971;1 Suppl 1:55.

Cordeiro JM, Mazza M, Goodrow R, Ulahannan N, Antzelevitch C, Di Diego JM. Functionally distinct sodium channels in ventricular epicardial and endocardial cells contribute to a greater sensitivity of the epicardium to electrical depression. Am J Physiol Heart Circ Physiol. 2008 Jul;295(1):H154-62.

Craig TJ, Ashcroft FM, Proks P. Cómo el ATP inhibe el canal abierto de K(ATP). J Gen Physiol. 2008 Jul; 132(1):131-44. doi: 10.1085/jgp.200709874. PMID: 18591420; PMCID: PMC2442177.

Cuong DV, Kim N, Joo H, Youm JB, Chung JY, Lee Y, Park WS, Kim E, Park YS, Han J. Subunit composition of ATP-sensitive potassium channels in mitochondria of rat hearts. Mitochondrion. 2005;5:121–133.

Das MK, Khan B, Jacob S, et al. Significance of a fragmented QRS complex versus a Q wave in patients with coronary artery disease. Circulation. 2006;113:2495.

De Winter R, Wellens H, Wilde A. A new ECG sign of proximal LAD occlusion. N Engl J Med. 2008;359:2071.

De Zwan C, Bär H, Wellens HJ. Characteristic ECG pattern indicating a critical stenosis high in left anterior descending coronary artery in patients admitted because of an impending infarction. Am Heart J. 1982;103:730.

Demoulin J, Kulbertus H. Histopathological examination of concept of left hemiblock. Br Heart J 1982;34:807.

Dilly KW et al (2006) Mechanisms underlying variations in excitation-contraction coupling across the mouse left ventricular free wall. J Physiol 572(Pt 1):227–241

Doevendans PA, Gorgels AP, Van der Zee R, et al. Electrocardiographic diagnosis of reperfusion during thrombolytic therapy in acute myocardial infarction. Am J Cardiol. 1995;75:1206.

Domienik-Karlowicz J, Lichodziejewska B, Lisik W, et al. ECG criteria of LVH in patients with morbid obesity. Ann Noninvasive Electrocardiol. 2011;16:258.

Draper MH, Weidmann S. Cardiac resting and action potentials recorded with an intracellular electrode. J Physiol. 1951;115:74.

Dressler W, Roesler H. High T waves in the earliest stage of myocardial infarction. Am Heart J. 1947;34:627-45.

Drew BJ. Pitfalls and artifacts in electrocardiography. Cardiol Clin. 2006;24:309.

Dunker D, Traverse J, Ishihashi Y. Effect of NO on transmural distribution of blood flow in hypertrophied LV during exercise. Am J Phys. 1998;27:H1305.

Dunn W, Edward J, Puitt R. The electrocardiogram in infarction of the lateral wall of the left ventricle: a clinicopathological study. Circulation. 1956;14:540.

Durrer D, Van Dam R, Freud G, Jame M, Meijler F, Arzbaecher R. Total excitation of the isolated human heart. Circulation. 1970;41:899.

Edembrant I., Pahlm O. Vectorcardiogram synthesized from a 12-lead ECG: superiority of the inverse Dower matrix. J Electrocardiol. 1988;21:361.

Einthoven W, Fahr GE, De Waart A. Über die Richtung und die manifeste Grösse der Potentialschwankungen im menschlichen Herzen und den Einfluss der Herzlage auf die Form des Elektrokardiogramms. Pfluegers Arch 1913;150:275–315. (Translation: Hoff HE, Sekelj P. On the direction and manifest size of the variations of potential in the human heart and of the influence of the position of the heart on the form of the electrocardiogram. Am Heart J 1950;40:163–211).

Ekmekci A, Toyoshima H, Kwoczynski JK, et al. Angina pectoris. IV. Clinical and experimental difference between ischemia with ST elevation and ischemia with ST depression. Am J Cardiol. 1961;7:412.

Engelen DJ, Gorgels AP, Cheriex EC, et al. Value of the electrocardiogram in localizing the occlusion site in the left anterior descending coronary artery in acute anterior myocardial infarction. J Am Coll Cardiol. 1999;34:389.

Eskola MJ, Nikus KC, Niemela KC, Sclarovsky S. How to use ECG for decision support in the catheterization laboratory. Cases with inferior ST elevation myocardial infarction. J Electrocardiol.2004;37:257-66.

Fallon J. Pathology of myocardial infarction in atherosclerosis and coronary heart disease. In: Vuster V, Ross R, Topol E, eds. Atherosclerosis and coronary artery disease. Vol. I. Philadelphia: Lippincott-Raven Press; 1996. p. 791.

Fiol M, Carrillo A, Cygankiewicz I, et al. A new electrocardiographic algorithm to locate the occlusion in the left anterior descending coronary artery. Clin Cardiol. 2009;32:E1-6.

Fiol M, Carrillo A, Cygankiewicz I, et al. New criteria based on ST changes in 12 leads surface ECG to detect proximal vs. distal right coronary artery occlusion in case of an acute inferoposterior myocardial infarction. Ann Noninvasive Electrocardiol. 2004a;9:383-8.

Fiol M, Cygankiewicz I, Bayés Genís A, et al. The value of ECG algorithm based on "ups and downs" of ST in assessment of a culprit artery in evolving inferior myocardial infarction. Am J Cardiol. 2004b;94:709.

FRANK E. General theory of heat-vector projection. Circ Res. 1954 May;2(3):258-70. doi: 10.1161/01.res.2.3.258. PMID: 13161136.

Franz MR, Bargheer K, Rafflenbeul W, Haverich A, Lichtlen PR. Monophasic action potential mapping in human subjects with normal electrocardiograms: direct evidence of the T wave. Circulation. 1987;75:379-86.

García-Niebla J, Llontop-García P, Valle-Racero JI, Serra-Autonell G, Batchvarov VN, Bayés de Luna A. Technical mistakes during the acquisition of the electrocardiogram. Ann Noninvasive Electrocardiol. 2009;14:389.

Gargiulo GD, Bifulco P, Cesarelli M, McEwan AL, Moeinzadeh H, O'Loughlin A, Shugman IM, Tapson JC, Thiagalingam A. On the Einthoven Triangle: A Critical Analysis of the Single Rotating Dipole Hypothesis. Sensors. 2018; 18(7):2353.

Gargiulo GD, Bifulco P, Cesarelli M, McEwan AL, Moeinzadeh H, O'LoughlinmA, Shugman IM, Tapson JC, Thiagalingam A. On the "Zero of Potential of the Electric Field Produced by the Heart Beat". A Machine Capable of Estimating this Underlying Persistent Error in Electrocardiography. Machines. 2016; 4(4):18.

Gargiulo GD. True unipolar ECG machine for Wilson Central Terminal measurements. Biomed Res Int. 2015;2015:586397. doi: 10.1155/2015/586397. Epub 2015 Oct 1. PMID: 26495303; PMCID: PMC4606145.

Garlid KD, Paucek P, Yarov-Yarovoy V, Sun X, Schindler PA. The mitochondrial KATP channel as a receptor for potassium channel openers. J Biol Chem. 1996;271:8796–8799.

89. Gaspardone, C., Romagnolo, D., Fasolino, A., Falasconi, G., Beneduce, A., Fiore, G., ... & Montorfano, M. (2023). A comprehensive and easy-to-use ECG algorithm to predict the coronary occlusion site in ST-segment elevation myocardial infarction. AMERICAN HEART JOURNAL, 255, 94-105.

Glukhov AV et al (2010) Transmural dispersion of repolarization in failing and nonfailing human ventricle. Circ Res 106(5):981–991.

Goldberger E. A simple, indifferent, electrocardiographic electrode of zero potential and a technique of obtaining augmented, unipolar, extremity leads. Am Heart J 1942;23:483–492.

Grant R, Estes EH. Spatial vector electrocardiography. Philadelphia: Blakston Co; 1952.

Guidelines ACC/AHA 2007. Guidelines for the Management of Patients with Unstable Angina/Non-ST-Elevation Myocardial Infarction. J Am Coll Cardiol. 2007;50:1-157.

Guidelines ACC/AHA 2007. Recommendations for the Standardization and Interpretation of the Electrocardiogram. Circulation. 2007;115:1306.

Gurev V et al (2010) Distribution of electromechanical delay in the heart: insights from a three-dimensional electromechanical model. Biophys J 99(3):745–754.

Haïssaguerre M, Derval N, Sacher F, et al. Sudden cardiac arrest associated with early repolarization. N Engl J Med. 2008;358:2016.

Hellerstein A, Katz C. The electrical effects of injury at various myocardial locations. Am Heart J. 1948;36:184.

Hoffman B, Cranefield P. Electrophysiology of the heart. New York: McGraw-Hill Books Co; 1960.

Hoffman I, Mehta J, Hilserath J, et al. Anterior conductions delay: a possible cause for prominent anterior QRS forces. J Electrocardiology. 1976;9:15.

Holland RP, Brooks H. Precordial and epicardial surface potentials during Myocardial ischemia in the pig. A theoretical and experimental analysis of the TQ and ST segments. Circ Res. 1975 Oct;37(4):471-80. doi: 10.1161/01.res.37.4.471. PMID: 1182939.

Holmqvist F, Husser D, Tapanainus J, et al. Interatrial conduction can be accurately determined using standard 12 lead ECG. Heart Rhythm. 2008;5:413.

Horan LG, Flowers NC, Johnson JC. Significance of the diagnostic Q wave of myocardial infarction. Circulation. 1971;43:428.

Hu H, Sato T, Seharaseyon J, Liu Y, Johns DC, O'Rourke B, Marbán E. Pharmacological and histochemical distinctions between molecularly defined sarcolemmal KATP channels and native cardiac mitochondrial KATP channels. Mol Pharmacol. 1999;55:1000–1005.

Huang H, Tran V, Jneid H, et al. Comparison of angiographic findings in patients with acute anteroseptal versus anterior wall ST-elevation myocardial infarction. Am J Card. 2011;107:827.

James TN. The connecting pathways between the sinus node and A-V node and between the right and the left atrium in the human heart. Am Heart J. 1963;66:498.

Janse MJ. Electrophysiological changes in acute myocardial ischemia. In: Julian DG, Lie KI, Wihelmsen L, eds. What is angina? Suecia: Astra; 1982. p. 160.

Jayroe JB, Spodick DH, Nikus K, et al. Differentiating ST elevation myocardial infarction and nonischemic cause of ST elevation by analyzing the presenting electrocardiogram. Am J Cardiol. 2009;103:301.

Josephson ME. Clinical cardiac electrophysiology. Philadelphia: Wolters-Kluwer; 2008.

Kardys I, Kors JA, van der Meer IM, Hofman A, van der Kuip DA, Witteman JC. Spatial QRS-T angle predicts cardiac death in a general population. Eur Heart J. 2003; 24:1357.

Katz AM, Katz PB (1989) Homogeneity out of heterogeneity. Circulation 79(3):712–717.

Katz R. Electrophysiology of the heart. Mosby Co; 2001.

Kenigsberg D, Kanal S, Kowalski M. Prolongation of the QTc interval is seen uniformly during early transmural ischemia. J Am Coll Cardiol. 2007;49:1299.

Khokhlova, A., Balakina-Vikulova, N., Katsnelson, L. et al. Transmural cellular heterogeneity in myocardial electromechanics. J Physiol Sci 68, 387–413 (2018). doi.org/10.1007/s12576-017-0541-0

Kligfield P, Gettes LS, Bailey JJ, et al. American Heart Association guidelines. Recommendations for the standardization and interpretation of the electrocardiogram. Part I: The electrocardiogram and its technology: a scientific statement from the American Heart Association Electrocardiography and Arrhythmias Committee, Council on Clinical Cardiology; the American College of Cardiology Foundations; and the Heart Rhythm Society: endorsed by the International Society for Computerized Electrocardiology. Circulation. 2007;115;1306.

Kors JA, van Herpen G, Sittig AC, van Bemmel JH. Reconstruction of the Frank vectorcardiogram from standard electrocardiographic leads: diagnostic comparison of different methods. Eur Heart J. 1990;11:1083.

Kosuge M, Ebene T, Hubi K, et al. An early and simple predictor of severe left main and/or three-vessel diseases in patients with non-ST segment elevation acute coronary syndrome. Am J Cardiol. 2011;107:495.

Kulbertus HE, De Laval-Rutten F, Casters P. Vectorcardiographic study of aberrant conduction anterior displacement of QRS: another form of intraventricular block. Br Heart J. 1976;38:549.

Kuo A, Gulbis JM, Antcliff JF, Rahman T, Lowe ED, Zimmer J, Cuthbertson J, Ashcroft FM, Ezaki T, Doyle DA. Crystal struc ture of the potassium channel KirBac1.1 in the closed state. Science. 2003;300:1922–1926.

Lazzara R. Spatial vectorcardiogram to predict risk for sudden arrhythmic death: Phoenix risen from the ashes. Heart Rhythm. 2010;7(11):1614-5.

Lengyel L, Caramelli Z, Monfort J, et al. Initial ECG changes in experimental occlusion of the coronary arteries in non-anesthetized dogs with closed thorax. Am Heart J. 1957;53:334.

Liu Y, Ren G, O'Rourke B, Marbán E, Seharaseyon J. Pharmacological comparison of native mitochondrial K(ATP) channels with molecularly defined surface K(ATP) channels. Mol Pharmacol. 2001;59:225–230.

Lou Q et al (2011) Transmural heterogeneity and remodeling of ventricular excitation–contraction coupling in human heart failure. Circulation 123(17):1881–1890.

Lukas A, Antzelevitch C. Phase 2 reentry as a mechanism of initiation of circus movement reentry in canine epicardium exposed to simulated ischemia. Cardiovasc Res. 1996 Sep;32(3):593-603. PMID: 8881520.

MacAlpin Rex. Left septal fascicular block: Myth or reality?. Indian Pacing Electrophys 2003;3:157.

Macfarlane PW, van Oosterom A, Pahlm O, Kligfield P, Janse M, Camm J, editors. Comprehensive electrocardiology. London: Springer, 2010.

Madias J, Sinha A, Ashtiani R. A critique of the new ST-segment criteria for the diagnosis of acute myocardial infarction in patients with left bundle-branch block. Clin Cardiol. 2001;24:652.

Madias JE. A proposal for a 9-lead electrocardiogram recorded via the Wilson's central terminal. Ann Noninvasive Electrocardiol. 2013 Mar;18(2):103-6. doi: 10.1111/anec.12040. Epub 2013 Jan 20. PMID: 23530479; PMCID: PMC6931976.

Magnani J, Johnson W, Sullivan L, et al. P-wave indices: derivation of reference values from the Framingham Heart study. Ann Noninvasive Electrocardiol. 2010;15:344.

Mahrholdt H, Wagner A, Judd RM, et al. Delayed enhancement cardiovascular magnetic resonance assessment of non-ischemic cardiomyopathies. Eur Heart J. 2005;26: 1461.

Malik J, Camm AJ, eds. Dynamic electrocardiography. Oxford: Blackwell; 2004.

Malmivuo, J.; Plonsey, R. Bioelectromagnetism—Principles and Applications of Bioelectric and Biomagnetic Fields; Oxford University Press: Oxford, UK, 1995.

Maoz A, Christini DJ, Krogh-Madsen T. Dependence of phase-2 reentry and repolarization dispersion on epicardial and transmural ionic heterogeneity: a simulation study. Europace. 2014 Mar;16(3):458-65. doi: 10.1093/europace/eut379. PMID: 24569901; PMCID: PMC3934847.

Markhasin VS et al (2003) Mechano-electric interactions in heterogeneous myocardium: development of fundamental experimental and theoretical models. Prog Biophys Mol Biol 82(1–3):207–220.

Merchant FM, Noseworthy PA, Weiner RB, et al. Ability of terminal QRS notching to distinguish benign from malignant ECG forms of early repolarization. Am J Cardiol. 2009;104:1402.

Migliore F, Zorzi A, Perazzolo Marra M, et al. Myocardial edema underlies dynamic T-wave inversion (Wellens ECG pattern) in patients with reversible left ventricular dysfunction. Heart Rhythm. 2011;8:1629.

Mikhailov MV, Campbell JD, de Wet H, Shimomura K, Zadek B, Collins RF, Sansom MS, Ford RC, Ashcroft FM. 3-D structural and functional characterization of the purified KATP channel complex Kir6.2-SUR1. EMBO J. 2005;24:4166–4175.

Molnar J, Zhang F, Weiss J, et al. Diurnal pattern of QTc interval: how long is prolonged? Possible relation to circadian triggers of cardiovascular events. J Am Coll Cardiol. 1996;27:76.

Monique N. Foster and William A. Coetzee. KATP Channels in the Cardiovascular System. Physiological Reviews 2016 96:1, 177-252.

Montant P, Chenot F, Gaffinet C, et al. Detection and quantification of myocardial scars using CE-3D-Echocardiography. Circulation CV Imag. 2010;3:415.

Moon JC, De Arenaza DP, Elkington AG, Taneja AK, John AS, Wand D. The pathologic basis of Q-wave and non-Q-wave myocardial infarction: a cardiovascular magnetic resonance study. J Am Coll Cardiol. 2004;44:554.

Morganroth J, Brozovich F, McDonald J, et al. Variability of the QT measurement in healthy men. Am J Cardiol. 1991;67:774.

Morita H, Kusano KF, Miura D, et al. Fragmented QRS as a marker of conduction abnormality and a predictor of prognosis of Brugada syndrome. Circulation. 2008;118:1697.

Moss AJ. A renaissance in electrocardiography. Ann Noninvasive Electrocardiol. 2004;9:1.

Nerbonne JM, Guo W (2002) Heterogeneous expression of voltage-gated potassium channels in the heart: roles in normal excitation and arrhythmias. J Cardiovasc Electrophysiol 13(4):406–409

Nesto R, Kowaldruk G. The ischemic cascade: temporal sequence of hemodynamic, electrocardiographic, and symptomatic expressions of ischemia. Am J Cardiol. 1987;57:23C.

Nichols CG. KATP channels as molecular sensors of cellular metabolism. Nature. 2006;440:470–476.

Nichols CG, Singh GK, Grange DK. KATP channels and cardiovascular disease: suddenly a syndrome. Circ Res. 2013 Mar 29;112(7):1059-72. doi: 10.1161/CIRCRESAHA.112.300514. PMID: 23538276; PMCID: PMC3660033.

Nikus K, Pahlm O, Wagner G, et al. Electrocardiographic classification of acute coronary syndromes: a review by a committee of the International Society for Holter and Non-Invasive Electrocardiology. J Electrocardiol. 2010;43:91-103.

Nuñez-Angulo A. Chest pain with spurious ST elevation. Eur Heart J 2011;32:2349. Epub April 9 2011.

Okada, Ji., Fujiu, K., Yoneda, K. et al. Ionic mechanisms of ST segment elevation in electrocardiogram during acute myocardial infarction. J Physiol Sci 70, 36 (2020).

Okin PM. Electrocardiography in women: taking the initiative. Circulation. 2006;113:464.

Olson K, Viera AJ, Soliman EZ, et al. Long-term prognosis associated with J-point elevation in a large middle-aged biracial cohort: the ARIC study. Eur H Journal. 2011;32:3098.

Ophof T, Coronel R, Wilms Schopman FJ, et al. Dispersion of repolarization in canine ventricle and the ECG T wave: T interval does not reflect transmural dispersion. Heart Rhythm. 2007;4:341.

Paucek P, Yarov-Yarovoy V, Sun X, Garlid KD. Inhibition of the mito chondrial KATP channel by long-chain acyl-CoA esters and activation by guanine nucleotides. J Biol Chem. 1996;271:32084–32088.

Pehrson S. The oesophageal route in clinical electrocardiology. Florence: Pasquale del Bene Edit; 2004.

Pérez-Riera A. Learning easily Frank vectorcardiogram. Sao Paulo: Editora e Gráficas Mosteiro Ltda; 2009.

Perloff J. The recognition of strictly posterior myocardial infarction by conventional scalar electrocardiography. Circulation. 1964;30:706.

Perron A, Limb T, Pahlm-Webb U, et al. Maximal increase in sensitivity with minimal loss of specificity for the diagnosis of ACS with the 24 lead ECG. J of Electrocardiol. 2007;40:463.

Phibbs B. Differential Classification of Acute Myocardial Infarction into ST- and non-ST Segment Elevation Is Not Valid or Rational. Ann Noninvasive Electrocardiol. 2010;15(3):191.

Piccolo E, Zin G, Di Pede F, Gasparini G. L'elettrocardiogramma nell sindromi ischemiche acute. Padova: Piccin Nuova Libraria; 2001.

Poplack Potter SL. Detection of hypertrophic cardiomyopathy is improved when using advanced rather than strictly conventional 12-lead electrocardiogram. J Electrocardiol. 2010;43:713.

Porthan K, Viitasalo M, Jula A, et al. Predictive value of ECG QT interval and T wave mor- phology parameters for all-cause and cardiovascular mortality in a general population sample. Heart Rhythm. 2009;6:1202.

Postema PG, Ritsema Van Eck H, Opthof T, et al. IK1 modulates the U-wave: insights in a 100-year-old enigma. Heart Rhythm. 2009;6:393.

Pride Y, Tung P, Mohanavelu S, et al. Angiographic and clinical outcomes among patients with acute coronary syndrome with isolated anterior ST depression: a Triton-TIMI 38 Substudy. J Am Coll Cardiol. 2010;3:806.

Puech P, Grolleau R. L'activité du faisceau de His. Paris: Sandoz; 1972.

Quinn FR et al (2003) Myocardial infarction causes increased expression but decreased activity of the myocardial Na+−Ca2+ exchanger in the rabbit. J Physiol 553(Pt 1):229–242

Rautaharju PM, Prineas RJ, Zhang ZM. A simple procedure for estimation of the spatial QRS/T angle from the standard 12-lead ECG. J Electrocardiol. 2007;40:300.

Reimer KA, Hill ML, Jennings RB. Prolonged depletion of ATP and the ademine nucleotide pool due to delayed resynthesis of adenine nucleotides following reversible myocardial ischemic injury in dogs. J Mol Cell Cardiol. 1981;13:229.

Richeson JF, Akiyama T, Schenk E. A solid angle analysis of the epicardial ischemic TQ-ST deflection in the pig. A theoretical and experimental study. Circ Res. 1978 Dec;43(6):879-88. doi: 10.1161/01.res.43.6.879. PMID: 709750.

Ritsema van Eck HJ, Kors JA, van Herpen G. Dispersión de la repolarización, los mapas de fuentes de iso miocárdicas y las ondas electrocardiográficas de T y U. J Electrocardiol. 2006 Oct;39(4 Suppl):S96-100.

Rodensky PL, Wasserman F. Esophageal electrocardiography. Selected clinical applications. Am Heart J. 1962;64:444.

Rosenbaum MB, Blanco H, Elizari MV, et al. Electrotonic modulation of the T wave and cardiac memory. Am J Cardiol. 1982;50:213.

Rosso R, Kogan E, Belhassen B, et al. J-point elevation in survivors of primary ventricular fibrillation and matched control subjects: incidence and clinical significance. J Am Coll Cardiol. 2008;52:1231.

Rovai D, Di Bella G, Rossi G, et al. Q-wave prediction of myocardial infarct location, size and transmural extent at magnetic resonance imaging. Coronary Artery Disease. 2007;18:381.

Sagie A, Sclarovsky S, Strasberg B, et al. Acute anterior wall myocardial infarction presenting with positive T waves and without ST segment shift. Electrocardiographic features and angiographic correlation. Chest. 1989;95:1211-5.

Samson W, Scher A. Mechanisms of ST segment alterations during myocardial injury. Circulation. 1960;8:780.

Sclarowsky S. Electrocardiography of acute myocardial ischaemic syndromes. Tel Aviv: Martin Dunitz Ltd; 1999.

Selvester RH, Wagner G, Rubin HB. Quantitation of myocardial infarct size and location by electrocardiogram and vectorcardiogram. In: Snellin HA, ed. Boerhave course in quantitation in cardiology. The Netherlands: Leyden University Press; 1972. p. 31.

Sgarbossa EB, Pinski SL, Barbagelata A, et al. Electrocardiographic diagnosis of evolving acute myocardial infarction in the presence of left bundle branch block. GUSTO-1 (Global Utilization of Streptokinase and tissue Plasminogen Activator for Occluded Coronary Arteries) Investigators. N Engl J Med. 1996b;334:481.

Simonson E, Tune N, Okamoto N, et al. Vectorcardiographic criteria with high diagnostic accuracy. Z Kreislaufforsch. 1967;56:1243.

Singer DH, Ten Eick RE. Aberrancy: electrophysiologic aspects. Am J Cardiol. 1971; 28:381-401.

Singh H, Hudman D, Lawrence CL, Rainbow RD, Lodwick D, Norman RI. Distribution of Kir6.0 and SUR2 ATP-sensitive potassium channel subunits in isolated ventricular myocytes. J Mol Cell Cardiol. 2003;35:445–459.

Smith FM. The ligation of coronary arteries with electrocardiogram's studies. Arch Intern Med. 1918;22:8.

Sodi-Pallarés D, Bisteni A, Medrano G. Electrocardiografía y vectorcardiografía deductivas. México: La Prensa Médica Mexicana; 1964.

Sodi-Pallarés D, Calder R. New bases of electrocardiography. St. Louis: Mosby; 1956.

Sodi-Pallarés D, Rodríguez H. Morphology of the unipolar leads recorded at the septal surface: its application to diagnosis of left bundle branch block complicated by myocardial infarction. Am Heart J. 1952;43:27.

Spodick DH. Acute pericarditis: current concepts and practice. JAMA. 2003;289:1150.

Stankovicova T et al (2000) M cells and transmural heterogeneity of action potential configuration in myocytes from the left ventricular wall of the pig heart. Cardiovasc Res 45(4):952–960

Sulman T et al (2008) Mathematical modeling of mechanically modulated rhythm disturbances in homogeneous and heterogeneous myocardium with attenuated activity of Na+–K+ pump. Bull Math Biol 70(3):910–949.

Surawicz, B. Contributions of cellular electrophysiology to the understanding of the electrocardiogram. Experientia 43, 1061–1068 (1987).

Surawicz B. How to increase the accuracy of electrocardiogram's interpretation and stimulate the interest of the interpreters? J Electrocardiol. 2010;43:191.

Surawicz, B., Relation between electrocardiogram, and electrolytes. Am. Heart J.73 (1967) 814–834.

Surawicz B. U wave: facts, hypotheses, misconceptions, and misnomers. J Cardiovasc Electrophysiol. 1998;9:1117.

Suzuki M, Sasaki N, Miki T, Sakamoto N, Ohmoto-Sekine Y, Tamagawa M, Seino S, Marbán E, Nakaya H. Role of sarcolemmal K(ATP) channels in cardioprotection against ischemia/reperfusion injury in mice. J Clin Invest. 2002;109:509–516.

Tao X, Avalos JL, Chen J, MacKinnon R. Crystal structure of the eukaryotic strong inward-rectifier K+ channel Kir2.2 at 3.1 A resolution. Science. 2009;326:1668–1674.

Van der Weg K, Bekkers S, Gorgels A, et al. The R in V1 in non-anterior wall infarction indicates lateral rather than posterior involvement. Results from ECG/MRI correlations. Eur Heart J. 2009;30(Suppl):P2981.

Van der Weg K, Bekkers S, Winkens B, et al. Evaluation of the electrocardiogram in identifying and quantifying lateral involvement in nonanterior wall infarction using cardiovascular magnetic resonance imaging. J of Electrocardiology. 2012;45:478.

Van Oosterom A. Solidifying the solid angle. J Electrocardiol. 2002;35 Suppl:181-92. doi: 10.1054/jelc.2002.37176. PMID: 12539116.

Vasilyeva AD, Solovyova OE (2012) Electromechanical coupling in cardiomyocytes from transmural layers of guinea pig left ventricle. Biophysics 57(5):661–667

Vitelli LL, Crow R, Sahar R, et al. Electrocardiographic findings in a healthy biracial population. AJC. 1998;81:453.

Wackers F, Lie KL, David G, et al. Assessment of the value of the ECG signs for myocardial infarction in left bundle branch block by thallium. Am J Cardiol. 1978;41:428.

Wagner G, Freye C, Palmer ST, et al. Evaluation of QRS scoring system for estimating myocardial infarction size. Circulation. 1982;65:347.

Wagner GS, ed. Marriot's Practical Electrocardiography. 10th ed. Philadelphia: Lippincott Williams & Wilkins; 2001.

Wagner GS, Macfarlane P, Wellens H, et al. AHA/ACCF/HRS recommendations for the standardization and interpretation of the electrocardiogram. Part VI: Acute ischemia/infarction. Circulation. 2009;119:e262.

Wagner GS, Pahlm-Webb U, Pahlm O. Use of the 24-lead "standard" electrocardiogram to identify the site of acute coronary occlusion. A review paper. J Electrocardiol. 2008;41:238.

Wan X et al (2005) Molecular correlates of repolarization alternans in cardiac myocytes. J Mol Cell Cardiol 39(3):419–428

Wellens H, Doevedans P, Gorgels A. The ECG in acute myocardial infarction and unstable angina. Boston: Kluwer Academic; 2004.

Wellens HJ, Gorgels A, Doevendans PA. The ECG in acute myocardial infarction and unstable angina. Boston, MA: Kluwer Academic Publishers; 2003.

Wellens HJ. Recognizing those ECG that distinguish you as a smart clinician. Cardiosource Rev J. 2006;15:71.

Wellens HJ. The value of the right precordial leads of the electrocardiogram. N Engl J Med. 1999;340:381.

Wellens HJ. The value of the right precordial leads of the electrocardiogram. N Engl J Med. 1999;340:381-3.

Wilson FN, Hill I, Johnston F. The form of ECG in experimental myocardial infarction. Am Heart J. 1935;10:903.

Wilson FN, Hill I, Johnston F. The interpretation of the galvanometric waves when one electrode is distant from the heart and the other in contact with its surface. Am Heart J. 1943;4:807.

Wilson FN, Johnston FD, MacLeod AG, et al. Electrocardiograms that represent the potential variations of a single electrode. Am Heart J 1934;9:447–458.

Yamaji, H, Iwasaki, K, Kusachi, S. et al. Prediction of acute left main coronary artery obstruction by 12-lead electrocardiography: ST segment elevation in lead aVR with less ST segment elevation in lead V1. J Am Coll Cardiol. 2001 Nov, 38 (5) 1348–1354.

Yamanaka A, Okazaki K, Urushibara S, Kawato M, Suzuki R. Reconstruction of electrocardiogram using ionic current models for heart muscles. Jpn Heart J. 1986 Nov;27 Suppl 1:185-93. PMID: 2434677.

Yan GX, Anzelevitch C. Cellular basis for the normal T wave and the electrocardiographic manifestations of the long-QT syndrome. Circulation. 1998;98:1928.

Yan GX, Joshi A, Guo D, Hlaing T, Martin J, Xu X, Kowey PR. Phase 2 reentry as a trigger to initiate ventricular fibrillation during early acute myocardial ischemia. Circulation. 2004 Aug 31;110(9):1036-41. doi: 10.1161/01.CIR.0000140258.09964.19. Epub 2004 Aug 9. PMID: 15302777.

Zhong-Qun Z, Wer W, Jun-Feng W. Does the LAD acute occlusion proximal to the first septal perforator counteract ST elevation in leads V5-V6? J Electrocardiol. 2009;42:52.

Índice